张忠德◎主编

● 广东省中医院副院长
● 广东省名中医

张忠德：难缠小病防与治

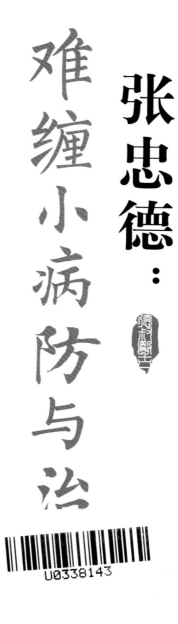

U0338143

羊城晚报 出版社

·广州·

图书在版编目（CIP）数据

张忠德：难缠小病防与治 / 张忠德主编 . — 广州：羊城
晚报出版社，2017.8（2017.8 重印）

ISBN 978-7-5543-0441-9

Ⅰ.①张… Ⅱ.①张… Ⅲ.①疑难病—中医流派—广东
Ⅳ.① R249.7

中国版本图书馆 CIP 数据核字 (2017) 第 136796 号

张忠德：难缠小病防与治
Zhang Zhongde: Nanchan Xiaobing Fang yu Zhi

策划编辑	高　玲
责任编辑	高　玲
装帧设计	谭　江
责任技编	张广生
责任校对	何琳玲　麦丽芬　余静梅　罗妙玲
出版发行	羊城晚报出版社（广州市天河区黄埔大道中 309 号羊城创意产业园 3-13B 邮编：510665）
	发行部电话：（020）87133824
出 版 人	吴　江
经　　销	广东新华发行集团股份有限公司
印　　刷	广州市岭美彩印有限公司
规　　格	787 毫米 ×1092 毫米　1/16　印张 14.25　　字数 250 千
版　　次	2017 年 8 月第 1 版　2017 年 8 月第 2 次印刷
书　　号	ISBN 978-7-5543-0441-9
定　　价	49.80 元

编委会

主编简介

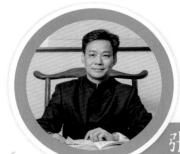

张忠德 教授

- 中医内科主任医师
- 教授
- 博士研究生导师
- 广东省中医院副院长
- 广东省名中医
- 全国百名杰出青年中医
- 岭南甄氏杂病流派传承工作室负责人

现任中华中医药学会急诊专业委员会副主任委员，中华中医药学会肺系病分会历任副会长、常委，广东省中医药学会呼吸专业委员会副主任委员，世中联热病专业委员会会长，中华中医药学会科学技术奖励评审专家等。

从事中医临床近30年，擅长治疗咳嗽、鼻炎、哮喘、支气管扩张症、慢阻肺、肺间质纤维化等呼吸系统常见疾病、疑难疾病，且对痹症、痛症、更年期综合征、失眠、湿疹、汗症、小儿咳嗽、小儿哮喘、疳积、小儿生长发育迟缓等诸多内科疑难杂症有独特的见解。同时善用药膳，针对不同疾病、不同人群、不同体质，采用个体化药膳方案进行治疗和预防与康复。

常年致力于医学科普写作，在疾病的防治与保健养生方面，坚持推广健康科普知识，让大众掌握更多的相关疾病的防控知识。开设《德叔医古》健康科普专栏近2年，一经推出就备受粉丝关注转发，形成了一个拥有数十万人的粉丝群。

曾被授予 "新南方优秀教师" "广东省'五一'劳动奖章" "广东省十杰青年志愿者" 等荣誉称号和奖励。

岭南甄氏杂病流派

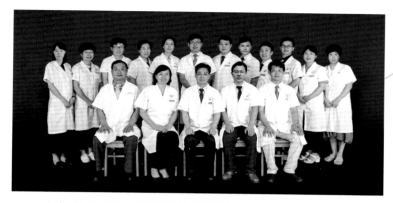

    岭南甄氏杂病流派至今传承至第五代，具有百年的传承年限，形成一个具有浓郁地域特色的"岭南医学"的分支。

    名老中医甄梦初（1909—1990）是该流派的代表人物，是中华人民共和国成立以来广东省授予的第一批名老中医之一。甄驾夷（1934—2008）为甄梦初之长子，是岭南甄氏杂病流派第三代传承人。

    张忠德（1964—）是岭南甄氏杂病流派第四代传承人。现任广东省中医院副院长、岭南甄氏杂病流派传承工作室负责人。

    岭南甄氏杂病流派始终秉承行医就是行善的原则，以擅长治疗久咳、顽咳、哮喘、支气管扩张症、肺间质纤维化、慢性阻塞性肺病、肺结核等呼吸系统常见疾病、疑难病及痛风性关节炎、风湿性关节炎、类风湿性关节炎、腰痛等各种痹症、痛症，小儿咳喘、疳积、厌食症、小儿生长发育迟缓等儿科疾病，甲状腺结节、甲状腺肿大、淋巴结核等瘿瘤、瘰疬，月经不调、不孕症、更年期综合征等妇科疾病及胃脘痛、失眠、抑郁症、湿疹、唇炎、汗症等诸多疑难杂症，而闻名于岭南地区。

    岭南甄氏杂病流派善用岭南道地草药，遣方灵活，用药配伍严谨，非常注重药对协同使用，药味少，剂量轻，主张用药简便廉验，减轻患者负担。

    岭南甄氏杂病流派非常重视整体恒动观，认为治疗疾病应全面考虑局部与整体、人体内环境与自然界、社会等外环境，全方位不断变化的观点去灵活辨证。

序

　　自《羊城晚报》推出"德叔医古"系列专栏后，期待已久的"德叔医古"文章终于结集出版了。"德叔医古"广受欢迎，其通过通俗易懂的身边故事，给老百姓阐述中医学理、法、方、药背后的积数千年之功的中华文化，提倡运动养护、精神修养、饮食调养及药物扶正、起居调摄、谨避外邪，告诉人们"少生病、不生病"的健康之道。

　　中医药作为中华民族传统医药，在长期发展中积累了丰富的防病治病的方法和经验，形成了中医药的特色与优势，专家归纳为天人合一的整体观念，阴阳平衡的动态原则，三因制宜的辨证论治，上工治未病的养防观，形神同治的调护理念，个体化的治疗方法，多样化的干预手段（药、食、运动、导引、针灸、熏、浴、熨、推拿等），天然化的用药取向。数千年前，中医药就强调"上工治未病"，注重"未病先防、既病防变、瘥后防复"，逐渐形成了独具特色的健康养生文化，深深融入人们的日常生活。

　　推进健康中国建设，充分发挥中医药独特优势，提高中医药服务能力，发展中医养生保健治未病服务，实施中医治未病健康工程，将中医药优势与健康管理结合，少不了中医药的参与，中医药文化科普更是中医药参与健康中国建设中一个重要抓手。通过客观科学的宣传引导，培育老百姓健康观念和健康习惯，对于促进全民健康有着重要的意义。

　　张忠德教授，是岭南名医甄梦初的第四代传人，广东省名中医。张教授多年来刻苦钻研，以精湛的医术帮人们解除疾病的折磨，他特别擅长救治疑难杂病、急危重症，活人无数，在患者中有很高的声望。在 2003 年那场没有硝烟的抗击传染性非典型性肺炎的战争中，时任广东省中医院急诊科主任的张教授，与抗击非典英雄模范叶欣护长并肩作战，被感染后在中医药的调理下得到了康复。后来，在甲型 H1N1 流感于国内蔓延、禽流感的散发、登革热的爆发等非常时期，张教授一次又一次冲到了抗击疫病的第一线。

张忠德教授为了让更多的人懂得运用中医药维护健康，在繁忙的医疗工作之余，仍然热心于中医药文化科普宣传，传播科学的中医药健康理念，是老百姓的福音。本书凝聚了张教授多年的临床所得，并将其以人们喜闻乐见、具有广泛参与性的形式，转化为大众自我管理的健康行为和生活方式。让老百姓了解如何运用中医药知识，通过干预生活方式来控制危害因素，使疾病关口前移；让老百姓了解如何运用治未病理念，通过具体的技术方法，包括中医药膳、中医运动养生、常用的经络穴位按摩保健等，使治未病在疾病预防中发挥主导作用。

该书以"医古"的创新形式传播中医药文化，推广养生保健知识，让治未病的理念深入人心，内容丰富，读之受益，必将在弘扬中医药文化中发挥重要作用。

（吕玉波：广东省中医院名誉院长、广东省中医药学会会长）

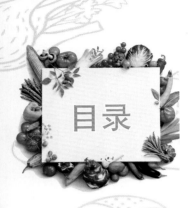

目录

目录

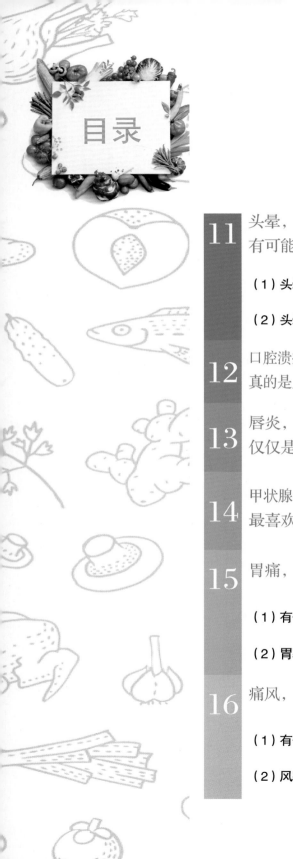

1 感冒，
这几招足以对付你

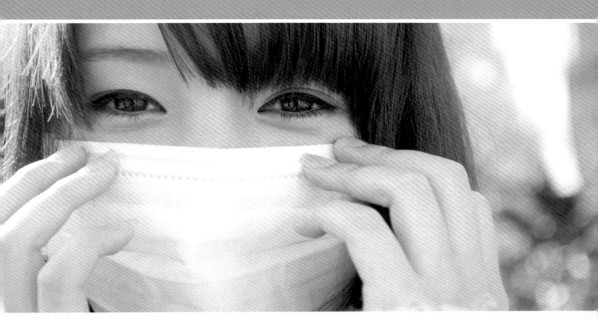

（1）着凉，鼻塞流涕，又中招了

风寒感冒
对号入座

一般是着凉（受风）后开始出现打喷嚏，鼻塞，流清涕，怕风怕冷，头痛，肌肉酸痛等。

甄氏语录

　　风邪是导致感冒的罪魁祸首，风邪与寒邪一起攻击而引起的感冒称为风寒感冒。一般是在天气变化时多见，如寒冷的冬天、温差变化较大的春天。此外过度疲劳后也很容易出现。

医 案

　◆汤姨
　◆女
　◆52岁

　　汤姨今年 52 岁，来广州已有 20 多年了，向来身体健康的汤姨，今年元旦回了趟东北老家就开始怕风怕冷，心想可能东北太冷，估计回到广州就不会了。可万万没想到，一回到广州整个人就提不起精神，很困倦，全身肌肉酸痛，鼻子塞得很难受，还得用嘴呼吸，鼻涕特别多，都是清清的，擦鼻涕擦得鼻子都发红了，头痛难忍，也没什么胃口。作为德叔的忠实粉丝，汤姨急匆匆地来找德叔求治。

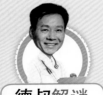

德叔解谜

　　汤姨常年生活在四季如春的花城，一到寒冷的东北，保卫人体健康的第一道防线倒塌，给风寒之邪腾出了"道路"，袭击了我们人体最娇嫩的脏腑——肺，而出现怕冷怕风、鼻塞流涕、头痛、肌肉酸痛等一系列症状。这些是中医讲的非常典型的风寒感冒症状，治疗上以疏风散寒为主。汤姨服用第一剂药后，睡了一觉，第二天起来鼻塞流涕、头痛、肌肉酸痛完全消失了，继续服药 3 天痊愈。

甄氏语录

　　甄氏认为风寒感冒初起，有些人单纯以头痛为主，头痛一般在太阳穴附近或前额或头顶；还有一些人一感冒就会整个颈肩部酸胀，脖子僵硬；也有一些人还会出现眼睛胀痛等。这些都是因为风重、风邪的力量过于强大导致的。

预防保健

汤姨这段时间要忌口，禁食辛辣油腻之品，饮食要清淡，选一些易消化的食物，吃七八分饱为宜，可以多喝点粥，多喝点温开水，至少要喝平时饮水量的 2~3 倍。汤姨睡觉时可以穿纯棉吸汗较好的睡衣，这段时间睡觉时用电热毯，盖多点被子，发发汗，使风寒之邪随之而出。

平时可以用紫苏叶 30 克、防风 20 克，煎煮约 30 分钟后，睡前泡脚，水温不宜过高，水位要过踝关节以上约 10 厘米处，浸泡约 20 分钟，微微出汗即可。如果出汗过多，邪气虽有路可出，但同时稍微不注意邪气又会再次侵袭。

此外，可以使用神灯（红外线治疗仪），照在颈肩部，每天约 15 分钟，鼻塞严重时可以用食指搓热鼻翼两侧，可起到宣通鼻窍之效，以祛除体内风寒之邪，缓解肌肉酸痛、颈肩部僵硬等症状。

同时可以用炒热的生姜片，搓一搓后背的肺俞穴来祛风散寒。生姜切片时不宜太厚，以 3~5 毫米为宜，直径约 5 厘米，炒至姜片发热湿润为度，搓穴位时要力度均匀，1 分钟 40~50 次。

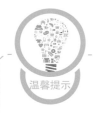

温馨提示

肺俞穴：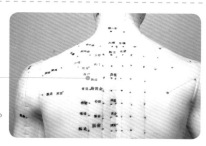

位于后背，第三胸椎棘突旁开 1.5 寸处。

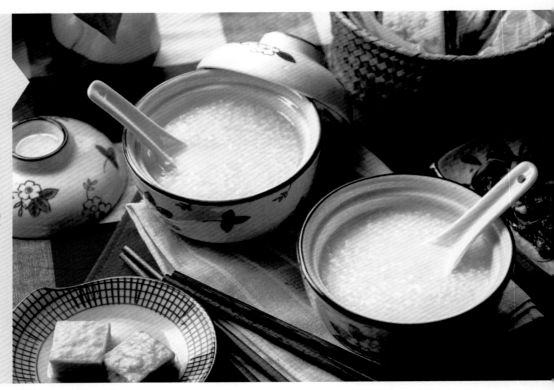

百年传承的食疗秘方

方一 葱白小米粥

 材料

葱白	2 根
小米	80 克
生姜	3~4 片

 功效

祛风解表散寒。

 烹制方法

先将葱白煎煮约 20 分钟后取汁，生姜切成丝备用，小米放入锅中加入适量清水，再放入葱白汁，武火煮沸后改为文火，煮成稀粥，加入姜丝服食。此为 1 人量。

方二 姜蒸蛋

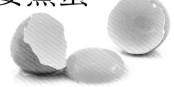

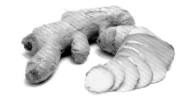

● 鸡蛋　　　　　　　● 生姜

材料

鸡蛋	2只
生姜	3~4片
精盐	适量

功效　疏风散寒，宣肺止咳。

烹制方法　姜片切成丝，与鸡蛋一起搅拌，加适量清水、精盐，搅匀后隔水蒸煮约 20 分钟即可。此为 1 人量。

方三 红枣姜茶

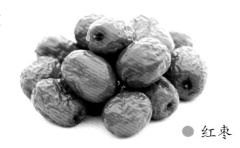

● 红枣

材料

红枣（去核）	4~5枚
生姜	3~4片
红糖	适量

功效　发表散寒，补中益气。

烹制方法　将红枣洗净，与姜片一起放入锅中，加入适量红糖，煎煮 20~30 分钟，代茶饮。此为 1 人量。

百年传承的食疗秘方

方四 苏防解表粥

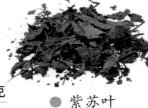
● 紫苏叶

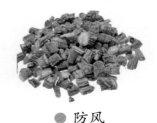
● 防风

材料

紫苏叶（干品）	10 克
防风	10 克
粳米	100 克
精盐	适量

功效 祛风散寒止咳。

烹制方法 将紫苏叶、防风煎煮 30 分钟，取汁与粳米一起放入锅中，煮至粥成，加适量精盐调味即可。此为 1 人量。

方五 白芷炖猪瘦肉

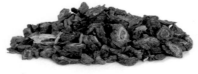
● 羌活

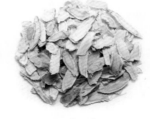
● 白芷

材料

白芷	15 克
羌活	10 克
猪瘦肉	300 克
生姜	3~4 片
精盐	适量

功效 祛风散寒止痛。

烹制方法 将白芷、羌活洗净，稍浸泡；猪瘦肉洗净切片，与生姜片一起放进瓦煲内，加入清水 2000 毫升（约 8 碗水量），武火煲沸后改为文火煲约 2 小时，调入适量的精盐便可。此为 3~4 人量。

(2) 喉咙又痛又红，流黄涕，风热之邪来袭

风热感冒对号入座

> 身体热热的，但不一定是发烧，呼吸时感觉鼻腔里冒一股热气，咽痛，喉咙发红，流黄涕，怕风，口干口渴等。

甄氏语录

　　风热感冒是风邪与热邪二者携手攻击所致，一般在春天、夏天较为多见，其特点是除了受风邪，热象也非常明显，如咽痛、喉咙发红、口干、口渴、流黄涕、有黄痰等。

医案

◆小吴

◆男

◆15岁

◆初三学生

　　小吴是初三学生，开学不久学校活动很多，前天还刚刚参加了羽毛球比赛。但是第二天开始小吴就不舒服了。感觉整个人微微发热，量了一下体温也没发烧，总感觉鼻腔里冒一股热气，咽痛，吞口水都会觉得很痛，有痰，又黄又黏，喝很多水，就是不解渴，总觉得口干，于是来找德叔求治。德叔看到小吴开口说话都很困难，嘴唇也红红的，点点头。

德叔解谜

　　小吴近来比较繁忙，过于疲劳而致抵抗力逐渐下降，也就是中医所讲的正气不足，此时邪气最开心，因为身体给它敞开了门，它可以自由进入。大多数人是忙碌后一停下来就会中招，因为忙碌时身体一直处于亢奋状态，一停下来人体的防御能力变得很差，就是表虚不固，风热之邪乘虚而入以出现咽痛、口渴、流浊涕等症状，特点为热象显著。治疗上疏风清热为主，兼调脾胃。服药3剂后小吴的感冒痊愈了。

预防保健

　　小吴这段时间要多注意休息，避免去人群密集的公共场所，尽量少参加户外活动，也不能熬夜，要保证充足的睡眠。即使是炎热的夏天也不能洗冷水澡，不要晨起匆匆忙忙用冷水洗头，也不建议天气热时为偷一时的懒，不用风筒吹干头发，让发处于半干不干的状态，这时候会再给邪气一次机会来攻击。

　　小吴感冒期间要多饮温开水，可以喝点橙汁、猕猴桃汁，平时可以适当吃点偏凉的水果，如火龙果、山竹、梨等。虽然热象显著，但也不能吃太多清热解毒的凉茶，不能因为是热邪导致的感冒就自用凉茶或清热解毒之品，因为关于风热感冒去热邪之时要疏风，关键是要把握好疏风解表力度。

　　像小吴这类思考过度的人群，大多数或多或少伴有脾虚，而清热解毒类的凉茶，一喝进去很容易伤脾胃，久而久之，不但感冒治不好，而且会损伤脾胃，出现腹胀、胃口差、大便烂、面色青、手脚冰凉、胃口差、打不起精神等症状。

　　平时可以用棉签或用对侧指甲边缘用力按压少商穴，此穴位具有清肺利咽之效，针对风热感冒引起咽痛疗效显著，按压以酸胀感为度，反复按压 3~5 分钟。

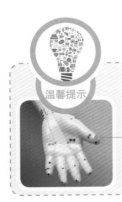

温馨提示

少商穴：

位于人体手拇指末节桡侧，距指甲角 0.1 寸处。

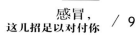

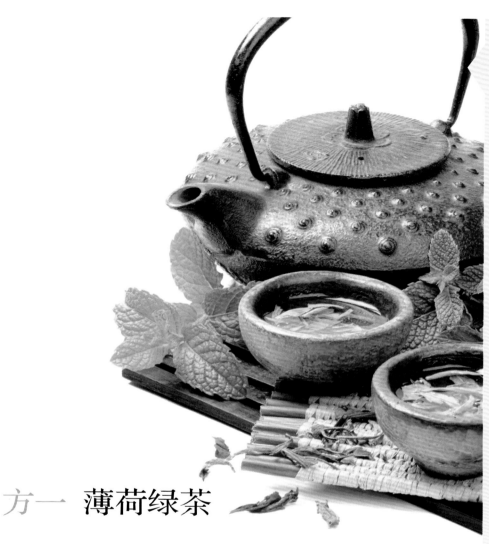

百年传承的食疗秘方

方一 薄荷绿茶

材料

薄荷（干品）	10 克
绿茶	5 克

功效 疏风清热。

烹制方法 将各物洗净，放入杯中，加入适量沸水，浸泡约 15 分钟，代茶饮。此为 1 人量。

方二　桑菊茶

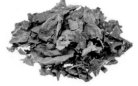

● 桑叶

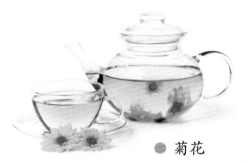

● 菊花

材料

桑叶（干品）	10 克
菊花（干品）	10 克
冰糖	适量

功效　疏风清热，平肝明目。

烹制方法　将各物洗净，放入杯中，加入适量沸水，浸泡约 15 分钟，代茶饮。此为 1 人量。

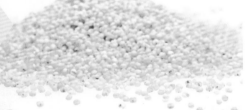

● 小米

方三　木蝴蝶小米粥

材料

木蝴蝶	5 克
小米	80 克
精盐	适量

功效　利咽生津和胃。

烹制方法　将木蝴蝶洗净，放入适量清水，煎煮约 30 分钟，取汁与淘好的小米一起放入锅中，武火煮沸后改为文火煮至粥成，调入适量精盐即可。此为 1 人量。

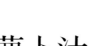

方四　白萝卜汁

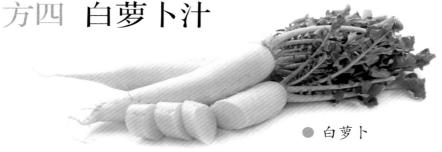

● 白萝卜

材料	白萝卜	200 克

功效　辛凉解表，宣肺清热。

烹制方法　将白萝卜切成小块，放入榨汁机中榨汁，取汁饮用。每日 2 次，分早晚饮用。

方五　甘蔗马蹄煲瘦肉

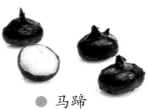

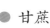
● 甘蔗

材料		
甘蔗	100 克
马蹄	150 克
杏仁	10 克
猪瘦肉	250 克
生姜	3 片
精盐	适量

● 马蹄

功效　清热生津，宣肺止咳。

烹制方法　将各物洗净，甘蔗削皮切块，马蹄削皮切块，猪肉切片。将诸食材一起放进瓦煲内，加入清水 2000 毫升（约 8 碗水量），武火煲沸后改为文火煲约 2 小时，调入适量的精盐便可。此为 3~4 人量。

(3) 一年四季都逃不出感冒的小魔掌

动不动就感冒，甚至一年四季都离不开感冒，疲倦，打不起精神，怕风，汗出多，咳嗽等。

医案

◆ 温婆婆

◆ 女

◆ 62 岁

◆ 退休老人

温婆婆今年 62 岁了，自从退休后一直住在澳洲的她前两年才回到广州的老家。温婆婆向来身体都很健康，但不知道怎么回事，回来后总是动不动就感冒。女儿心想，老人家身体虚弱，于是买了很多补品，起初貌似稍有缓解，但这段时间又开始出现怕冷，总觉得背部凉飕飕的，出汗多，咳嗽，有痰，整个人没什么劲儿，吃饭也不香……正在寻医问药时，隔壁的张姨拿着一份报纸过来给温婆婆看，建议她去找德叔看病。当温婆婆走进诊室，德叔看到她面色㿠白，面部稍浮肿，整个人很疲倦，讲话都是断断续续的。

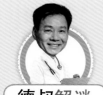

德叔解谜

温婆婆动不动就感冒的根本原因在于气虚，气就像人体体表的一扇防盗门和与敌人做斗争的战士，气虚了保护人体的防盗门时时处于开门状态，便很容易被"敌人"进攻，气虚时能与"敌人"抗衡的"战士们"作战力量减弱，使得邪气长驱直入，在体内到处奔跑。所以温婆婆整天都觉得没精神，怕冷，出汗也很多。治疗上要完善这防盗门的保护功能，同时驱走邪气，切忌一味地补，补多了，很容易把邪气困在里面出不去。温婆婆服用中药 1 周后痊愈了，之后 2 年多的时间，温婆婆很少再感冒了。

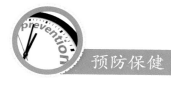

预防保健

　　像温婆婆这种情况无论身在何时何处都很容易中招，尤其是炎热的夏季，因为夏天天气很热，广州的夏天每时每刻都离不开空调或风扇，加上夏天出汗很多，汗由肌肤流出的同时，又给邪气一个入侵机会，邪由表入侵。建议温婆婆夏季要穿吸汗较好的纯棉衣服，需勤更换，同时要随身携带薄薄的针织开衫，一到空调房间里就要穿上，也可以带纯棉手帕，及时擦干身上的汗，尤其是颈肩部的汗。因为颈肩部是邪气最喜欢侵袭的一扇门，主要是颈肩部常年都处于暴露状态。

　　平时多吃一些补益脾肺之气的食物，固好表，使邪气难以通过毛孔、肌肤而入侵。平时要多吃一些补气的食物，如糯米、南瓜、小米、板栗、花生、蘑菇、鲳鱼、黄花鱼、泥鳅、猪肚、大枣等，煲汤宜选用黄芪、党参、太子参、白术等。

　　那么，气虚是不是不能运动，整天待在家里静养呢？不是的，像温婆婆这类气虚的老人家更应经常到室外、林荫小道、树林中去散步，与大自然融为一体。在力所能及的情况下，应多做一些户外活动，如散步、慢跑、打太极拳、练八段锦等，以使人体气血通畅，疏散郁滞，筋骨舒展，这样既能防病于未然，又可怡情养性，增强体质，祛病驱邪。但散步也要讲究，不要起床后一大早去散步，此时太阳升起不久，自然界的阳气还没有把阴寒之气逼走。散步最好选在上午10~11点，或下午3~5点。此外，慢跑不适合在晨起或夜间进行，春天早晚气温偏低，老年人要选择午后阳光明媚时慢跑，同时随身携带纯棉汗巾，及时擦干，切忌发汗过多，耗伤正气。

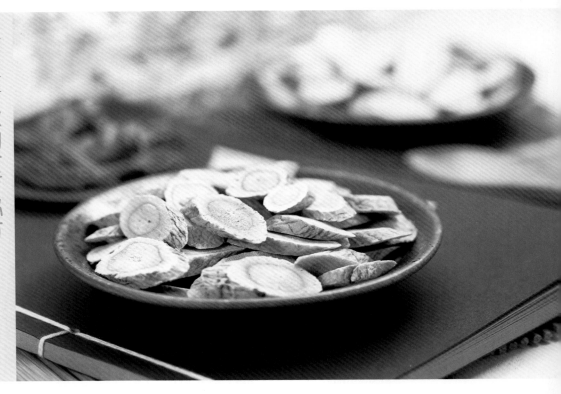

百年传承的食疗秘方

方一　益气固表饮

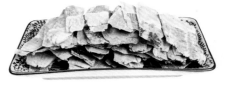

● 黄芪

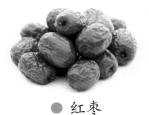

● 红枣

材料

黄芪	15克
防风	10克
红枣（去核）	3枚

功效　益气固表，疏风散寒。

烹制方法

将各物洗净，稍浸泡，放入锅中，加适量清水煎煮约30分钟，代茶饮。此为1人量。

百年传承的食疗秘方

方二 红参饮

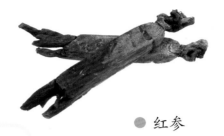

● 红参

甄氏语录

红参饮适合病邪已去，疾病平稳，无咳嗽咯痰、鼻塞流涕等症状时饮用。

材料

红参	15 克

功效 大补元气。

烹制方法

将红参洗净、切片，放入炖盅内，加入适量清水，武火煮沸后改为文火炖约 2 小时，代茶饮。此为 1 人量。

方三 黄芪猪肚粥

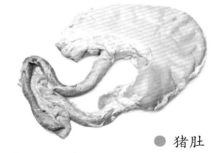

● 猪肚

材料

黄芪	15 克
猪肚	100 克
粳米	150 克
生姜	3 片
精盐	适量

功效 健脾益气固表。

烹制方法

黄芪洗净，稍浸泡；猪肚洗净，切碎；粳米淘洗干净，加清水浸泡半小时。将各食材一同放入锅内，用武火烧开后，转文火熬煮，至米粒开花时放入适量精盐即可。此为 2~3 人量。

方四 银鱼粥

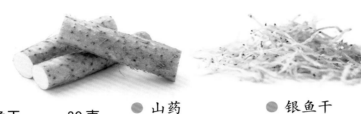

● 山药　　　　　● 银鱼干

材料

银鱼干	30 克
山药（鲜品）	100 克
糯米	80 克
生姜	2 片
精盐	适量

功效 健脾益肺补虚。

烹制方法 先将银鱼干、山药、糯米、生姜分别洗净，加入适量清水武火煮沸后改为文火，煮至粥熟，，加入适量精盐即可。此为 2~3 人量。

方五 太子参炖老母鸡

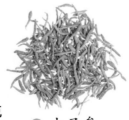
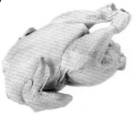

● 太子参　　　　　● 老母鸡

材料

太子参	15 克
老母鸡	1 只（约 650 克）
生姜	3~4 片
精盐	适量

功效 补益脾肺固表。

烹制方法 将太子参洗净，稍浸泡；老母鸡洗净下沸水锅中焯去血水，切成小块，与生姜、太子参一起放进瓦煲内，加入清水 2000 毫升（约 8 碗水量），武火煮沸后改为文火煲约 2 小时，调入适量的精盐即可。此为 3~4 人量。

2

宝宝反反复复感冒，
是幼小的身体挡不住邪气袭击？

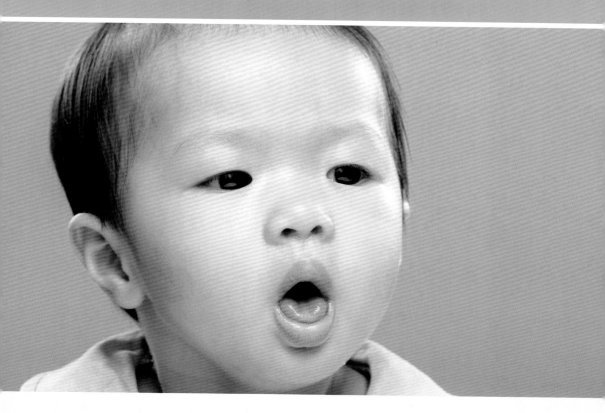

主要症状 | 反反复复感冒，吃遍了各种感冒药，就是不好，还经常发烧，难有消停的时候……

甄氏语录

小儿特有体质决定了疾病发生特点

小儿是"纯阳""稚阳"之体。"纯阳"指小儿生长发育快速，生机蓬勃，旺盛之至，但是这种旺盛的阳气，却像初生的柳条，虽然长势迅猛，却缺少韧性，易被折断，容易受外界环境影响而受损，所以又称"稚阳"。这样的体质特点决定了宝宝容易患病，易虚易实，易寒易热，病情变化快等，但是如果治疗、调护得当，恢复也快。

医案

◆熙熙

◆女

◆1.5岁

熙熙长得精灵可爱，可是最近却惹得爸爸、妈妈好担心，熙熙反反复复发热已有一周多了，每次都会烧到39.0℃以上，而且有微微的喘息。爸爸妈妈急了，带她到医院，拍了胸片提示是肺部感染，立刻住院治疗。前后经过两周的抗生素加激素治疗，熙熙终于退烧了，咳嗽和喘息也有所缓解后，便出院了。可是刚出院3天熙熙又再次发烧，最高体温可达38.8℃，服用退烧药，药效刚过又烧起来，偶有咳嗽，但喉间可闻及痰鸣音，打喷嚏，汗出多，大便偏烂，烦躁，睡眠差，面色青黯。于是通过朋友的介绍，熙熙妈妈带着熙熙求治于德叔门诊。

甄氏语录

小儿辨证要点解读

肺气虚：平时容易感冒，出汗多，怕风，晨起常会流清涕、打喷嚏等。

脾胃虚弱：不好好吃饭，恶心欲呕，大便烂，舌苔厚腻等。

肾阳不足：怕冷面色黯，眼袋大等。

心火燃烧：烦躁，夜间睡眠难安，遗尿等。

肝火旺盛：面色偏青，多动，脾气暴躁，小便黄，睡眠差等。

食滞日久：口臭，唇红，磨牙，大便干或臭秽等，一般是吃太多东西导致的。

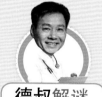

德叔解谜

平时容易感冒、发烧，在医学上称为"反复呼吸道感染"。感冒、肺炎、发烧本就是儿科常见病，一年四季都容易发生。若治疗太过太急，治病同时极易损伤脾胃，伤及正气，导致抵抗力下降，以至于一有风吹草动，就容易反复感冒、发烧，影响孩子发育。像熙熙这种小儿肺炎经治已愈，复再热，属疾病本身耗损正气，肺气不足，再加上住院期间使用大量抗生素、激素等治疗，使脾胃受损，阳气更伤，稍感外邪，便使熙熙再次发热。故治疗上在清散外邪之余，更应注意顾护中焦。熙熙当天晚上吃完第一剂药后就退烧了。经过1周的治疗，熙熙胃口好了，大便也正常了。

预防保健

"反复呼吸道感染"是因患儿免疫功能的低下所致，中医认为是由于肺脾不足引起的。但是小儿反复感冒、发烧，更多还是由于他们在生活起居以及饮食方法上不得当引起的，如运动出汗后马上脱衣、不及时添减衣服或病后过早补益、饮食过饱、过食生冷寒凉、睡前进食等等。故调护小儿时要注意纠正这些不良习惯，以防止外邪入侵小儿体内。

"要想孩子少生病，顾好脾胃是关键"。脾胃为人体的后天之本，对小儿的生长发育起着重要作用。中医认为生命活动都要依靠后天脾胃从饮食中所吸入的营养物质。调理好了这"后天之本"，病邪也就没有办法轻易来犯了。平时小朋友的饮食注意不要过量，吃饭要有规律，每餐七八分饱，1岁以后的小儿夜间尽量不加餐。

若是出现食积，可用拇指指腹轻轻按揉小儿的天枢穴，约50次，每天2~3次为宜。小儿发烧时用双手拇指和食指，同时搓揉双侧耳垂，以耳垂发热、发红为度，每次操作2~3分钟，每天1~2次，还可以提捏小儿大椎穴，以局部潮红为度。此外，还可清天河水（由腕向肘方向直推），有清心泻火、解表退热除烦的功效。

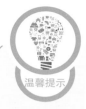

温馨提示

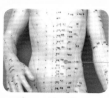

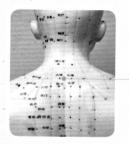

天枢穴：位于人体腹部，肚脐向左右两侧各两寸（自己手指三指宽），是人体的重要枢纽，集中了五脏六腑之气，具有疏调肠道，起到调中和胃、理气健脾的作用。

大椎穴：位于第七颈椎棘突下凹陷处，可解表退热。

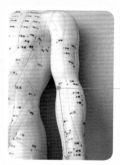

天河水：前臂内侧正中腕横纹至肘横纹所成直线。

甄氏语录

正确认识小儿发烧

对于小儿的发烧，家长千万不要先自乱阵脚，不要着急吊针，滥用抗生素、激素。抗生素是针对细菌感染的，而且一般要秉承能口服就不要吊针的原则。感冒是自愈性疾病，多数在一周内便能缓解，所以体温 38.5℃ 以下时，可以通过药膳、推拿等方法解决。

◎ 肺脾气虚

平时易感冒、很安静，时常打喷嚏，流清涕，容易咳嗽，胃口不好，怕冷者。

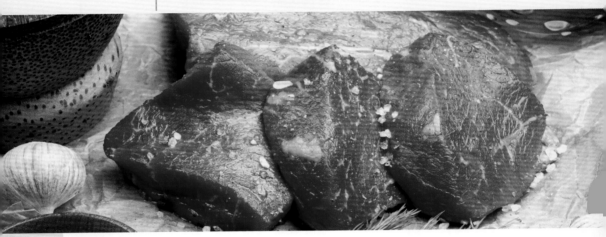

方一 黄芪红枣煲牛腒

材料		
牛腒	100 克
黄芪	10 克
红枣（去核）	4 枚
生姜	2 片
精盐	适量

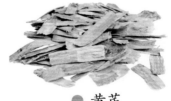

● 黄芪

功效 健脾益气。

烹制方法 各物洗净，牛腒切段，与黄芪、红枣、生姜同入锅中，加清水 1750 毫升（约 7 碗水量），武火煮沸后改为文火煲 1.5 小时，加入适量精盐即可。此为 2~3 人量。

方二 党参土豆煲鳝鱼

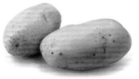

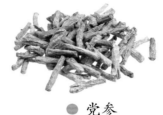

材料

鳝鱼	200 克
土豆	50 克
党参	10 克
生姜	3~4 片
精盐	适量

● 土豆

● 党参

功效 健脾益气。

烹制方法 鳝鱼处理干净,去骨,切段;土豆削皮,切块;党参洗净,稍浸泡。各物放入锅中,加清水 2000 毫升(约 8 碗水量),武火煮沸后改为文火煲 1.5 小时,加入适量精盐即可。此为 3~4 人量。

方三 黄芪太子参猪肚粥

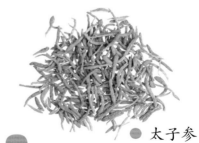

材料

猪肚	60 克
黄芪	10 克
太子参	5 克
粳米	60 克
生姜	3 片
精盐	适量

● 太子参

功效 补气健脾固表。

烹制方法 将黄芪、太子参洗净,稍浸泡,放入锅中,加入适量清水煎煮约 30 分钟,取汁备用;猪肚洗净,剁成细末。粳米淘洗干净与生姜、煎汁一同放入锅内,用武火烧开后转文火熬煮,至米粒开花时放入肉末,煮至肉烂粥稠,加入适量精盐即可。此为 2~3 人量。

◎ 气虚夹有食滞

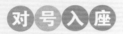

> 平时易感冒，恶心欲呕，打嗝，食欲不振，
> 或口臭，大便干等。

双芽内金猪瘦肉汤

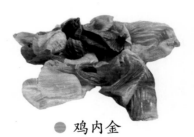

材料

猪瘦肉	100 克
鸡内金	5 克
谷芽	10 克
麦芽	10 克
精盐	适量

● 鸡内金

功效 健脾消食。

烹制方法 将各物洗净，猪瘦肉切片，药材用纱布袋装好，与猪瘦肉一起放入瓦煲内，加清水 1750 毫升（约 7 碗水量），武火煮沸后改为文火煲约 1.5 小时，下盐调味即可。此为 2~3 人量。

◎ 气虚夹火

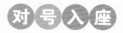

> 平时易感冒，烦躁，夜间睡不安稳，舌尖红等。

山药麦冬煲鲫鱼

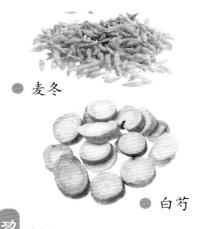

● 麦冬

● 白芍

材料		
鲫鱼	1 条（约 300 克）
山药（鲜品）	100 克
白芍	5 克
麦冬	5 克
生姜	2~3 片
食用油、精盐	适量

功效　健脾和胃，柔肝，清心火。

烹制方法　鲫鱼处理干净；山药削皮，切块；姜片切成丝。锅内加入少量油，待油热后放入生姜丝炒热片刻，鲫鱼稍稍煎至皮黄，控净油后，与山药、白芍、麦冬一同放入锅中，加清水 1750 毫升（约 7 碗水量），煲约 1.5 小时，放入适量精盐调味即可。此为 3~4 人量。

3 咳咳咳，
反反复复，究竟谁在作怪？

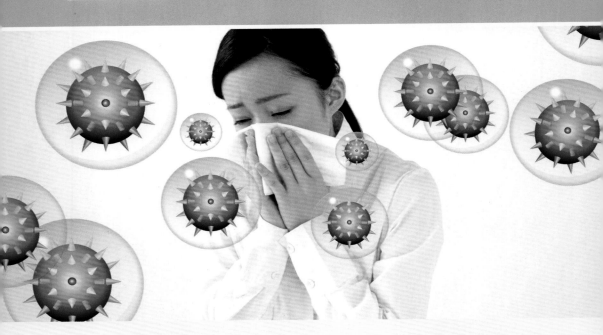

（1）日日夜夜咳，喉咙
一痒就咳

风咳

对号入座

一咳起来就停不下来，日日夜夜咳，闻到油烟等刺激性气味及冷空气或季节转换之际加重，喉咙很痒，没什么痰等。

　　小李三年前患感冒治好后，便开始一直咳嗽，反反复复，还别说，就这么一咳嗽几乎每周都要去医院报到，严重影响了正常生活以及工作。前不久才换了一份工作，还不到三个月，光是病假就请了十多天，西医中医都看了个遍，做了很多相关检查，如抽血、胸片、肺功能等，结果都没什么问题，前前后后也花了不少钱。刚开始吃完药就会好一点，可是过几天又会开始咳嗽，没什么痰，咽痒，一痒就咳，尤其是闻到油烟等刺激性气味或冷空气到来时加重。小李一直被咳嗽这个病魔折磨着，无意中通过朋友的介绍找到德叔。

德叔解谜

　　小李这种感冒后咳嗽在临床上多见，中医称"风咳"。小李是中医所说的特禀质，也就是过敏体质，对很多东西很容易过敏，例如花粉、香水、烟味、芒果、菠萝、虾等。正气不足，抵抗力差，与邪气交集时往往表现为势力很弱，一不小心就被打败，致风邪得不到及时的驱逐，缠绵于内，因而出现咽痒而咳、反复难愈等症状。治疗上，只专注于祛风疏风，就是治标不治本，若要治本，关键在于调好脾、固好肾。小李在服药 7 剂后，症状基本没有了，后又在门诊治疗近 1 个月，随访至今已有 1 年多未再复发。

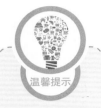

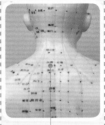

大椎穴：

位于第七颈椎棘突下，也就是低头时，摸到颈后最突起的高骨，在这块高骨的下方就是大椎穴，是人体所有阳经汇聚之处。

预防保健

小李平时要注意固守自身的阳气，避免由于过度活动和耗损而使身体的阳气受伤，不能经常熬夜，晚上尽量要在 11 点前入睡，因为 11 点是阴阳交换之时，此时若不睡觉，整个人处于亢奋状态，阳气飘在外面，不能入阴，则会不断地耗泄阳气。同时要注重采纳自然之气以养阳，阳光明媚时要多出去走一走，晒一晒太阳，多晒一晒后背，吸收自然界阳气。到了春天，也不要受到春困的影响，早上要早起，太阳升起就要起床吸收自然界阳气。

小李平时可用手掌搓热颈后的大椎穴，以皮肤发热发红为度，帮助振奋阳气，抗御外邪。洗热水澡时可以用热水多冲一冲，哪怕只用热气腾腾的毛巾捂捂大椎，都能抵御寒气的侵袭，但洗完澡后要注意保暖。

像小李这些年轻人，为了增强体质而盲目地锻炼身体，白天都比较繁忙，就选择深更半夜去跑步、打球，运动后出完一身汗，就觉得很舒服，但不知道阳气会随着汗液排泄掉，短时间可能觉得没什么问题，但时间久了就会出现再怎么运动身体依然弱不禁风。所以除了要选择适合自己的运动外，还要注意运动时间和运动量，只有掌握好这些运动技巧，才能够真正达到锻炼身体的目的。

甄氏语录

阳气是生命之根本，阳气旺盛的人可以轻而易举地把邪气拦在身体之外而不生病。

方一　五指毛桃煲猪脊骨

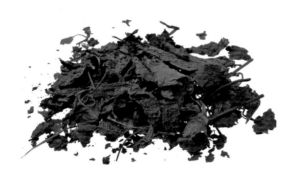

● 紫苏叶

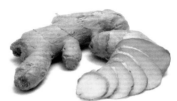

● 生姜

材料		
猪脊骨	300 克
五指毛桃	20 克
紫苏叶	5 克
生姜	3~4 片
精盐	适量

功效　健脾补肺，疏风散寒。

烹制方法　将五指毛桃、紫苏叶洗净，稍浸泡；猪脊骨洗净，用刀背敲裂。诸食材一起放进瓦煲内，加入清水 2000 毫升（约 8 碗水量），武火煮沸后改为文火煲约 2 小时，调入适量的精盐即可。此为 3~4 人量。

方二 化州橘红炖鹧鸪

材料

鹧鸪	1只（约400克）
化州橘红	10克
南杏仁	10克
北杏仁	10克
生姜	3片
精盐	适量

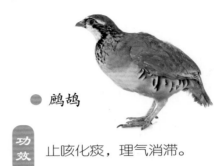

● 鹧鸪

功效 止咳化痰，理气消滞。

烹制方法 药材稍浸泡、洗净；鹧鸪宰洗净，去脏杂。各食材一同放入锅中，加清水1750毫升（约7碗水量），武火煮开后改文火煲约2小时，进饮时方下盐。此为3~4人量。

方三 鲈鱼春笋粥

材料

鲈鱼	1条（400克）
春笋	50克
紫苏叶（干品）	1克
粳米	200克
生姜	3~4片
精盐	适量

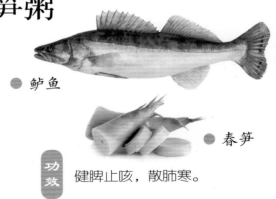

● 鲈鱼

● 春笋

功效 健脾止咳，散肺寒。

烹制方法 将各物洗净，鲈鱼宰洗净，紫苏叶装入药袋中，切下两面鱼肉，剔去鱼皮，切成片；春笋切成细丝，放在开水锅中汆透，捞出沥水；粳米淘洗干净，沥水。锅中加入适量清水，将粳米放入，用武火烧沸，加入鲜鱼片，改用文火熬煮成粥，煮至烂稠时加入春笋、紫苏叶、生姜稍焖片刻，再调入适量精盐即可。此为3~4人量。

方四　橘红饮

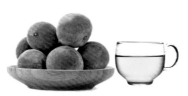

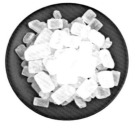

● 橘红

● 冰糖

材料	橘红	15克
	冰糖	适量

功效 止咳化痰理气。

烹制方法 将橘红洗净，加入适量清水，煎煮约30分钟放入冰糖，代茶饮。此为1人量。

甄氏语录

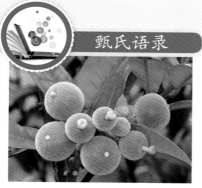

橘红与化州橘红的区别

（1）性状和有效成分不同

橘红：呈不规则长条或不整齐薄片状，表面黄棕或橙红色，有光泽，密布油点，气芳香，味微苦而后觉麻舌。主要含橙皮甙。

化州橘红：多呈对折的七角、六角或五角星形，外皮黄或黄绿色，密布毛茸，有皱纹及小凹点，一般化州柚多加工成七角，习称"七爪红"。

（2）功能主治不同

两者味皆苦、辛，性温。归肺、脾二经。

橘红：理气宽中，燥湿化痰。适用于咳嗽痰多及食积不化等症而无热象者。

化州橘红：化痰理气，健脾消食。适用于胸中痰滞、咳嗽气喘、饮食积滞、呕吐呃逆等症。

百年传承的食疗秘方

(2) 咳个不停，很多黏痰就是咳不出来

风热咳嗽对号入座

> 咳嗽很频繁，咽痛，声音嘶哑，痰黏黏的，不容易咯出来，口渴或流黄涕等。

医案

◆ 马先生
◆ 男
◆ 43 岁
◆ 司机

马先生是一名司机，这段时间隔三差五就要跑长途。前两天开始出现咳嗽，日日夜夜地咳，咽痛。马先生平时很少去医院，于是图个方便自己冲泡夏桑菊来喝，刚开始喝完夏桑菊觉得咽痛缓解了不少，可是咳嗽加重了，痰也多了，色黄，黏黏的，要使劲清一清嗓子，痰才能咳得出来，饮水多，鼻涕也是黄黄的。马太太是德叔的忠实粉丝，看着先生那么难受，便立马带先生过来找德叔看病。

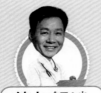

德叔解谜

马先生近来都很忙，过于疲劳，这时候，中医一般认为正气虚弱，也就是体内抵抗邪气之力很薄弱，加上肺本就是身体中最娇嫩的脏器，这段时间天气又热，风邪与热邪一起袭击肺脏就会出现咳嗽、咽痛、咯黄痰等。夏桑菊是源自清代吴鞠通《温病条辨》的经典名方，味道甘甜，气味芳香，虽然有疏风清热、宣肺止咳之效，已成为那些反复咽痛、咳嗽者的夏季必备茶饮，但针对马先生而言，其疏风清热的力度不够，主要原因在于风热之邪力量过于强大，肺热内盛。故治疗上，疏散风热的同时加用清肺泄热的药物，服用3剂后，马先生不再咳嗽了，咽痛、声音嘶哑、口渴等症状也完全消失了。

预防保健

　　风热之邪引起的咳嗽，热象显著，但风热之邪也有轻重之分，所以不能因为是风热，就一味地吃一些冰冻饮品，因为大多数冰冻饮品是甜的，中医认为甜食容易生痰，更不能随意喝清热解毒的凉茶，因为很难把握好风热之邪的轻重，攻邪的力度不能正确把握就很容易加重病情。

　　像马先生这种身体强壮又很怕热，动不动就会出汗的人，在炎热的夏季，也不能整天开空调，室内空调温度不建议过低，一般室内温度控制在26~28℃，空调可以开2小时，关0.5小时，适当开窗通风。

　　马先生还可以做刮痧疗法，买一个刮痧板，在颈椎两侧进行刮痧，力度要适中，由上到下，轻轻地刮，同时要逐渐增加力度，刮至起痧即可。也可以捏一捏喉结上下2厘米处，用双手拇指、食指、中指捏拿皮肤，由上到下，动作要连贯，力度适中，提捏约50次，局部皮肤微微发红即可，可以缓解风热之邪引起的咽痛、声音嘶哑等不适。

甄氏语录

风热感冒与风热咳嗽的鉴别

　　两者均为感受风热之邪所致。很多症状都类似，如都有咳嗽、咯黄痰、质黏、咽痛、口干口渴、头痛等。但风热感冒会先出现全身微微发热、怕风、出汗、鼻塞流涕等表证；而风热咳嗽一般以咳嗽频繁为主，声音嘶哑、怕风、身热等表证不显。

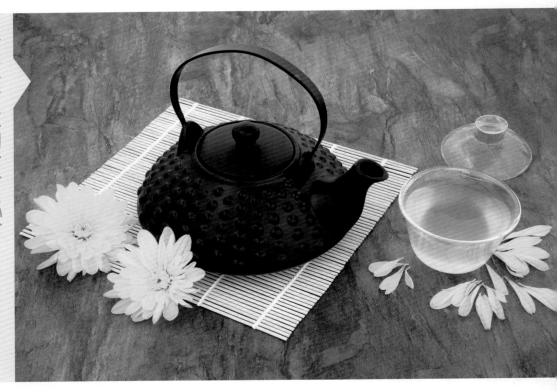

百年传承的食疗秘方

方一 菊花生普饮

● 生普洱

材料

菊花（干品）	10 克
生普洱	10 克

功效

疏散风热，清热解毒。

烹制方法

将各物洗净，放入杯中，加入适量沸水，浸泡约 15 分钟，代茶饮。此为 1 人量。

方二 清热利咽饮

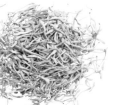

● 金银花

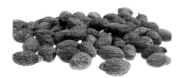

● 胖大海

材料	金银花（干品）	10 克
	胖大海	15 克

功效 疏风清热，解毒利咽。

烹制方法 将各物洗净，放入杯中，加入适量沸水，浸泡约 15 分钟，代茶饮。此为 1 人量。

方三 雪梨川贝煲猪脊骨

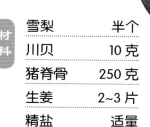

● 川贝

● 雪梨

材料	雪梨	半个
	川贝	10 克
	猪脊骨	250 克
	生姜	2~3 片
	精盐	适量

功效 疏风清热，润肺止咳。

烹制方法 将雪梨洗净削皮切块，川贝洗净稍浸泡；猪脊骨洗净，用刀背敲裂。各材料一起放进瓦煲内，加入清水 2000 毫升（约 8 碗水量），武火煲沸后改为文火煲约 2 小时，调入适量的精盐即可。此为 3~4 人量。

百年传承的食疗秘方

方四　薏仁芦根粥

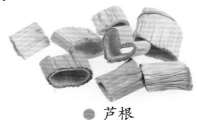

● 芦根

材料		
薏苡仁	30 克
鲜芦根	30 克
大米	100 克
精盐	适量

功效　清热利湿化痰。

烹制方法　先将薏苡仁、大米稍浸泡；鲜芦根煎煮后取汁与薏苡仁、大米一起放入锅中熬成粥，食用时加适量精盐即可。此为 1~2 人量。

方五　凉拌鱼腥草

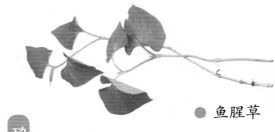

● 鱼腥草

材料		
鱼腥草（鲜品）	300 克
葱	1 根
生抽	适量
醋	适量
芝麻油	适量
蒜泥	适量
精盐	适量

功效　清热解毒。

烹制方法　将鱼腥草、葱洗净，切段备用；锅中加适量清水，煮沸后放入鱼腥草焯水约 2 分钟捞起，放入盘中，加入上述调料，拌匀即可。此为 2~3 人量。

(3) 咽干咽燥，是燥邪袭肺

风燥咳嗽对号入座

连续性干咳，喉咙干痛，口干咽燥，鼻腔也很干燥，少痰或无痰或痰中见血丝等。

医案

◆ 黄女士
◆ 女
◆ 52 岁

黄女士今年 52 岁，是一名旅游爱好者，退休后经常跟老伴儿一起去旅游。国庆节又去了西藏，回到广州就一直咳嗽，刚开始以为是感冒，也没有太在意，但咳嗽却越来越厉害，感觉整个肺都要咳出来了，口也是干干的。自己又吃了点感冒药，咳嗽不但没治好反而更严重，日日夜夜地咳，鼻子很干，痰中还见血丝，把黄女士给吓坏了，于是来找德叔求治。当黄女士走进诊室时，德叔便心中明了，说道："嘴唇那么红，还那么干……"

德叔解谜

黄女士是中了"秋老虎"的招了。中医认为秋天与五脏中肺相通，秋天是肺脏当令的季节，它的制约和收敛功能很强大。秋天气候干燥，燥咳非常多见。初秋之气，夹有夏季炎热气候的余气，故多以温燥为主；深秋之气，又接近寒冷的冬天，冷空气慢慢袭来，则成为凉燥。黄女士主要是因凉燥之邪伤肺，燥邪耗伤津液，就如大地久无雨水浸润，便会出现一派干燥之象，如干咳、咽喉干、口干、嘴唇干等；痰中见血丝也是秋燥所致。治疗上以疏风润燥止咳为主，黄女士服用 5 剂中药后痊愈。

预防保健

秋天早晚温差较大，人要顺应气候变化。德叔建议黄女士在注意保暖的同时宜微冻，不能过早、过多添加衣物，应尽量让身体保持在凉爽状态，使身体得以锻炼，而具有抗御风寒、风燥等邪气的能力。

一到秋天万物凋谢，呈现衰败景象，在此时节，人心中易引起衰落、颓废等伤感情绪，因此要注意调养情志，学会调适自己，保持乐观情绪，保持内心的宁静，可培养一些业余爱好，如养花、垂钓等，以修身养性，陶冶情操。

秋天重点功夫应放在防秋燥上，光喝白开水，并不能完全抵御秋燥带来的负面效应。我国古代就有对付秋燥的饮食良方："朝朝盐水，晚晚蜜汤。"换言之，喝白开水，水易流失，若在白开水中加入少许精盐，就不那么容易流失了。白天喝点盐水，晚上则喝蜜水，这既是补充人体水分的好方法，又是秋季养生、抗拒衰老的饮食良方，同时还可以防止因秋燥而引起的便秘，真可谓一举三得。

元代医家忽思慧在《饮膳正要》中说：秋气燥，宜食麻润其燥。秋天应多吃芝麻、蜂蜜、银耳、百合之类的柔润食物，以及梨、葡萄、香蕉等含水分较多的甘润食物。秋季进补要甘润温养，既不可过热，又不能太凉，要以不伤阳不耗阴为度。

甄氏语录

你不知道的小偏方背后的秘密

白萝卜、秋梨治咳嗽，燕窝养肺等等，均是为大家所熟知的小偏方。但其实每种食物都有它自己独有的特性、寒热温凉属性、归经，切不可不管三七二十一见咳便用。白萝卜、秋梨可治热咳、食积腹满，大便不通畅或大便硬结，但因其性凉，体质偏寒的人就不适合；燕窝补肺，但其性偏滞，痰湿重及有表邪者不宜。

百年传承的食疗秘方

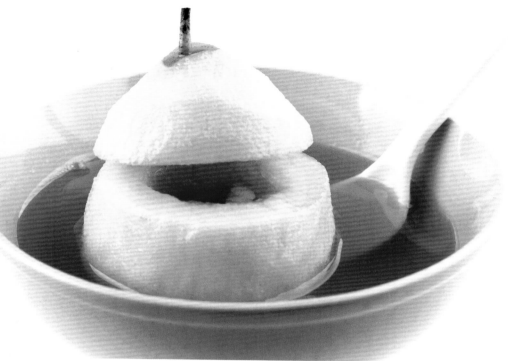

方一 杏仁炖雪梨

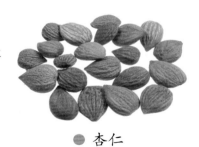

● 杏仁

材料		
杏仁	10克
雪梨	1个
冰糖	适量

功效 滋阴润肺止咳。

烹制方法 将各物洗净，雪梨削皮，切成小块，与杏仁、冰糖一起放入炖盅，加入适量清水，隔水炖1小时。食梨，饮汤。此为1人量。

方二 麦冬枸杞粥

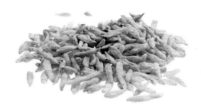 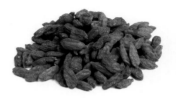

● 麦冬　　　● 枸杞

材料

麦冬	15 克
枸杞	10 克
大米	80 克

功效

滋阴润肺止咳。

烹制方法

先将麦冬放入锅中，煎煮 40 分钟取汁备用；大米淘洗干净后放入锅中，加入麦冬汁，再放入枸杞，武火煮沸后改为文火，煮成稀粥。此为 1 人量。

方三 罗汉果腊鸭肾西洋菜汤

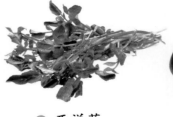

● 西洋菜　　　● 罗汉果

材料

腊鸭肾	2 个（约 150 克）
猪瘦肉	400 克
西洋菜	400 克
罗汉果	半个
生姜	3~5 片
精盐	适量

功效

清肺润燥，滋养生津。

烹制方法

先将各物洗净，罗汉果捏碎，腊鸭肾用温水浸软，切片。所有材料放入瓦煲内，加入清水 2500 毫升（约 10 碗水量），武火煮沸后改文火煲 2 小时，放入精盐调味。此为 3~4 人量。

方四　雪梨银耳蜂花猪肉汤

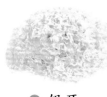

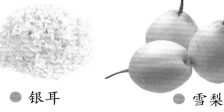

材料

猪瘦肉	300 克
雪梨	2 个
银耳（干品）	30 克
蜂花	150 克
生姜	3~5 片
精盐	适量

● 银耳　　　　● 雪梨

功效　润肺下气，化痰止咳。

烹制方法　先将银耳浸软，撕为小朵状；雪梨洗净，连皮切块，去芯；蜂花、猪瘦肉洗净；猪瘦肉切片。所有材料一起放进瓦煲，加入清水 2000 毫升（约 8 碗水量），武火煮沸后改文火煲 2 小时，放入适量精盐调味即可。此为 3~4 人量。

方五　沙参玉竹煲老鸭

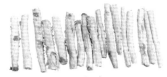

● 沙参

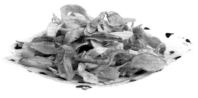

材料

沙参	15 克
玉竹	20 克
老鸭	1 只（约 500 克）
生姜、料酒、精盐	适量

● 玉竹

功效　养阴清热，润肺化痰。

烹制方法　将各物洗净，老鸭宰杀后，去毛和内脏，洗净切块，与沙参、玉竹、生姜一起放入砂锅中，再放入料酒，加入清水 2000 毫升（约 8 碗水量），武火煮沸后改文火煲 2 小时，放入精盐调味。此为 3~4 人量。

(4) 久咳肺气无力，
又累倒了肾

肺肾不足
对号入座

咳嗽日久，气紧，觉得呼吸不顺畅，气短，胸闷，怕冷，手脚冰凉，出汗多，面白虚浮等。

医 案

◆ 陈姨
◆ 女
◆ 65 岁

陈姨作为地道的老广，对广州的美食烹饪颇有心得，但对于广州的天气却始终无法准确判断。这不春天一到，忽冷忽热的天气又把陈姨折腾了一通，不知该添衣还是减衣，结果就在添添减减中感冒了。自己煲汤，冲中成药吃后就缓解了。没想到好了几天，便开始咳嗽起来，这一年来看了不少西医中医，可是咳嗽仍时好时坏，近来总是胸闷，呼吸没那么顺畅，还怕冷，稍微动一下就会出汗，脸色也很差，一天到晚不想吃东西，陈姨不得已来到了门庭若市的德叔门诊。看着陈姨的装束，半披着外套，手拿着围巾，不时传出的咳嗽声，德叔轻声说道："陈姨，又中招啦！"

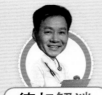

德叔解谜

陈姨年过六旬，这个年龄段的老年人有个共同的特点，就是肾中精气逐渐亏虚，脾胃运化也逐渐下降。陈姨起初是感受风寒，吃了一些药物，但余邪未能尽数散出体外，反反复复，咳嗽日久，损伤了肺气而出现咳嗽、怕冷、汗出多等症状。此外，人体中的阳气大部分是封藏在心、脾、肾中，肾为气之根，肾中阳气是人体中的小太阳，当肾阳不足，肾中小太阳失去温煦功能，就会出现气紧、呼吸困难、胸闷等症状。治疗在温肺化痰止咳的同时，调好脾，温好肾，让肾中小太阳又能升起。服药1周后陈姨的咳嗽、气紧比之前明显减轻，经过1个月的调理，陈姨终于摆脱了顽咳，目前在德叔门诊间断复诊。

预防保健

俗语道"常按足三里，胜吃老母鸡"。德叔建议，闲暇时，陈姨可以用手轻按、拍打或用艾条灸足三里，可以增强机体免疫功能。传统中医认为，按摩足三里有调节机体免疫力、增强抗病能力、补中益气的作用。可以按照先左后右的原则，先拍打左腿足三里，后拍打右腿足三里，由轻到重，不拘时间、次数。

还可以每晚临睡前用桂枝生姜水泡脚。具体方法：将桂枝30克、生姜30克、紫苏子30克，放入锅中，加水适量，煎煮20分钟，去渣取汁，与3000毫升开水同入盆中，每天泡1次，每次15~20分钟，可以起到温经散寒通脉的作用。

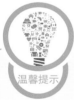

温馨提示

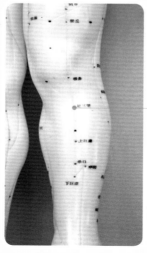

足三里穴：

这是"足阳明胃经"的主要穴位之一，位于外膝眼下四横指的位置，是一个强壮身心的大穴。

百年传承的食疗秘方

方一 太子参核桃粥

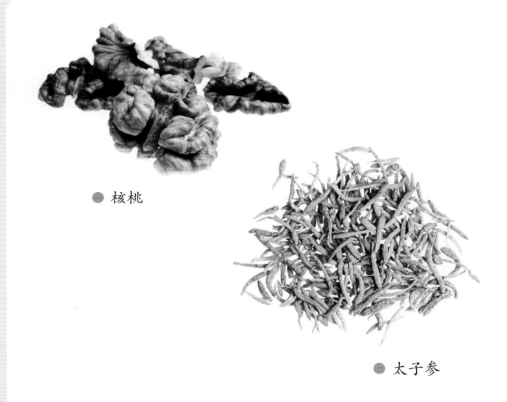

● 核桃

● 太子参

 材料

太子参	15 克
核桃	30 克
大米	150 克
精盐	适量

 功效

补肺健脾化痰。

烹制方法

先将太子参煎煮约 40 分钟后取汁，淘好大米放入锅中，加入适量清水，再放入太子参汁、核桃肉，武火煮沸后改为文火，煮成稀粥，加入适量精盐即可。此为 1~2 人量。

百年传承的食疗秘方

方二　杏桑饮

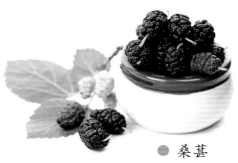

● 桑葚

材料	南杏仁	20 克
	桑葚（鲜品）	50 克
	冰糖	适量

功效　宣肺止咳，补肾纳气。

烹制方法　将各物洗净，南杏仁与桑葚放入榨汁机中，加入适量清水榨成汁，加适量冰糖饮用。此为 1 人量。

方三　花旗参灵芝煲瘦肉

材料	花旗参	5 克
	防风	10 克
	灵芝	15 克
	猪瘦肉	350 克
	生姜	3~4 片
	精盐	适量

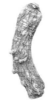

● 花旗参

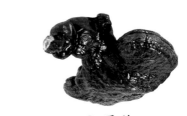

● 灵芝

功效　补气健脾止咳，疏风散寒。

烹制方法　将各物洗净，猪瘦肉切块，与花旗参、防风、灵芝、生姜一起放入瓦煲内，加入清水 1750 毫升（约 7 碗水量），武火煮沸后改为文火煲约 1.5 小时，加入适量精盐即可。此为 3~4 人量。

百年传承的食疗秘方

方四 风栗橘红煲竹丝鸡

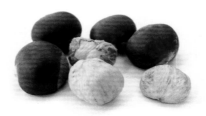

材料		
鲜风栗		8 枚
竹丝鸡	1 只（约 1200 克）	
橘红		10 克
生姜		3~4 片
精盐		适量

● 风栗

功效 温肺化痰止咳，调脾固肾。

烹制方法 风栗去壳取栗仁备用；竹丝鸡褪毛，去除内脏，洗净晾干切块。将竹丝鸡、风栗仁、橘红同入砂锅中，加清水 2500 毫升（约 10 碗水量）浸没鸡与栗仁，放入生姜，武火煮沸后改为文火煲 2 小时，加适量精盐调味即可。此为 4~6 人量。

甄氏语录

化州橘红的真假鉴别

绒毛：正宗化州橘红表皮上遍布细小绒毛，这是主要特征之一，包括制好的橘红果，大家买到手里的就是带有绒毛的。其他地方的橘或者柚是没有绒毛的，新鲜时它们的表皮非常光滑，干了之后也没有绒毛。

气味：正宗化州橘红细闻有一股明显的陈皮香味，这是普通橘红所没有的。

百年传承的食疗秘方

方五　黄芪香菇老鸡汤

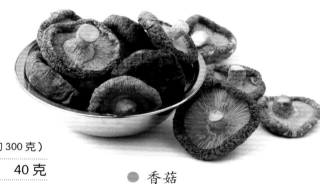

 香菇

材料	
老母鸡	半只（约300克）
香菇（干品）	40 克
黄芪	20 克
防风	10 克
生姜	3~5 片
精盐	适量

功效　益气健脾，宣肺止咳。

烹制方法　将宰杀好的老母鸡半只清洗干净，切成小块，放入开水中稍微汆烫去血水后捞起备用；香菇用温水浸泡，换水漂洗干净备用；将黄芪、防风洗净装入纱布袋包扎。将所有材料放入炖盅内，加清水 2000 毫升（约 8 碗水量），武火煮沸，用勺捞去浮沫，改文火慢炖 1.5 小时，放入精盐调味即可。此为 3~4 人量。

4 宝宝顽咳，
你知道多少？

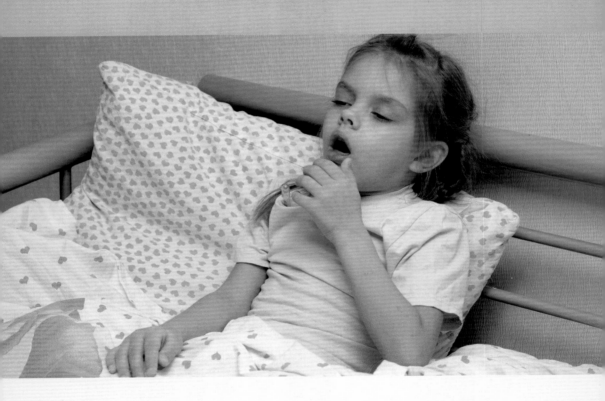

 久咳不愈，时好时坏，吃遍了止咳化痰药，依然咳不停，去医院检查又查不出什么。

医　案

◆ 田田

◆ 女

◆ 3.5 岁

　　田田是父母的掌中宝，但自从半年前患了感冒后，便开始咳嗽，后来感冒治好了，但咳嗽却止不住，晚上总是会咳醒，早上起来也都会咳上一阵儿，咳出一些白痰，才会觉得舒服。这半年来田田很少有睡好觉的时候，眼圈总是黑黑的，还时不时打喷嚏。爸爸妈妈很是着急，带着田田看了不少医生，中药也吃了不少，却仍然反反复复。听说德叔治疗小儿顽咳有一招，于是来找德叔求治。

德叔解谜

　　田田的"顽咳"可能是感冒后寒邪没有完全祛除体外，反而留连于肺中，稍有不慎，如受凉、吃了冷东西或天气变化等，便会引发咳嗽。治疗过程中单纯止咳、祛风解表或太过温燥，都没能把残留的寒邪驱除体外，所以德叔在治疗的时候以温肺为主，佐以健脾补肺，使寒邪得温，不易发作，正气充盛，自可驱邪外出。田田吃了 3 剂药后，便没怎么咳嗽了，又坚持门诊治疗了 1 月余，至今已有 1 年多未再发作。

预防保健

咳嗽是人体的保护性反射，可以促进呼吸道排出痰液，清除呼吸道异物，故咳嗽的患儿不要盲目止咳。尤其是3岁以下小朋友咳嗽反射较差，咳嗽时间可能较长，家长更不能盲目使用止咳药。

饮食方面应以清淡为主，不要吃甜食、冷饮、膨化食品等。家长应注意观察，哪些东西可以导致孩子咳嗽加重，一般是冰冻饮品及冷藏水果、花粉、海鲜、二手烟及三手烟、冷空气等都会导致咳嗽加重，若发现，应尽量避免让小朋友接触。

孩子咳嗽急发时，家长可以用药物推拿法。具体操作：生姜榨汁，加入少许麻油，家长用双手食指、中指并拢，蘸取药汁，从孩子喉咙至胸骨前正中线处，轻轻从上向下推，反复推30~50次，至孩子皮肤发热、发红，咳嗽减轻止。注意事项：方向一定为从上向下。

此外，可以用药物敷贴法，将大蒜捣成泥状，温水洗净患儿双足，取蚕豆大小的蒜泥，外敷于患儿双侧涌泉穴，外敷纱块，胶带固定，次日清晨摘去，洗净，每日1次。

温馨提示

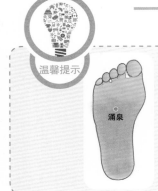

涌泉

涌泉穴：这是人体足底穴位，位于足前部凹陷处第二、第三趾趾缝纹头端与足跟连线的前三分之一处，为全身俞穴的最下部，是人体养生、防病、治病、保健等的重要穴位。

◎ 肺脾不足

咳嗽，咳甚时气喘，痰色白。晨起时常会流清涕、打喷嚏等。

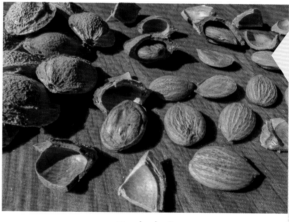

● 南杏仁

方一
南杏煲鲫鱼

百年传承的食疗秘方

材料		
鲫鱼	1条（约350克）
南杏仁	6克
红枣（去核）	4枚
生姜	3~4片
精盐	适量

烹制方法　鲫鱼处理干净，与南杏仁、红枣、生姜一起放入锅中，加入清水1750毫升（约7碗水量），武火煮沸后转文火煲约1.5小时，再放入适量精盐即可。此为2~3人量。

功效　止咳平喘。

◎ 痰热蕴肺

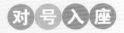

咳嗽，咳黄痰，胃口不好等。

百年传承的食疗秘方

方一 川贝枇叶煲瘦肉汤

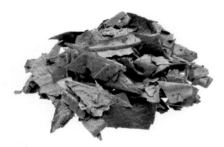

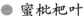 蜜枇杷叶

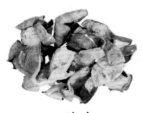 ● 陈皮

材料	
猪瘦肉	200 克
川贝	10 克
蜜枇杷叶	10 克
陈皮	3 克
精盐	适量

功效 清热化痰止咳。

烹制方法 各物洗净；猪瘦肉切片；川贝、蜜枇杷叶、陈皮装入药袋，与猪瘦肉一起放入锅中，加清水 1750 毫升（约 7 碗水量），武火煮沸后改为文火煲 1.5 小时，加入适量精盐调味即可。此为 2~3 人量。

百年传承的食疗秘方

方二
葱白生姜
鱼片粥

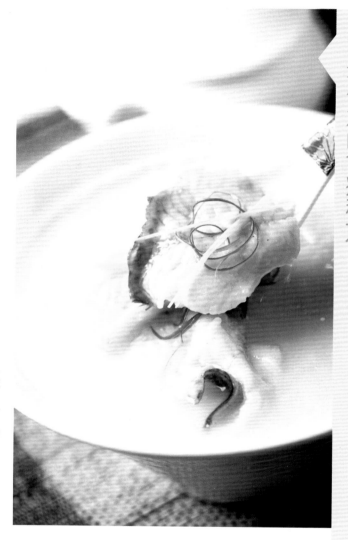

材料

鱼片	80 克
生姜	3 片
葱白	4 根
大米	100 克
精盐	适量

功效

解表温肺止咳。

烹制方法

把鱼片中鱼刺剔干净，生姜切丝；各物洗净备用。大米入锅，加适量清水，煮约 40 分钟，放入鱼片、生姜、葱白滚约 10 分钟，加适量精盐即可。此为 2~3 人量。

◎ 肺阴亏虚

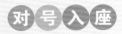

干咳，痰少而黏，不易咳出，咽痒，咽喉干痛，口干，唇鼻干燥，大便秘结等。

百年传承的食疗秘方

方一 沙参银耳炖沙梨

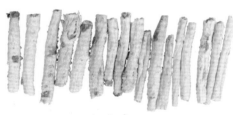

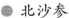 ● 北沙参

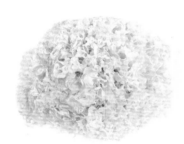 ● 银耳

材料

沙梨	1个
北沙参	10克
银耳（鲜品）	50克
冰糖	适量

功效 养阴润肺止咳。

烹制方法

沙梨洗净，去核，连同梨皮一起切块；北沙参洗净；银耳泡开，去蒂，撕成小朵。各物一同放入锅中，加清水1500毫升（约6碗水量），小火炖2小时，加入适量冰糖即可。此为2~3人量。

百年传承的食疗秘方

方二 腐竹葱白排骨汤

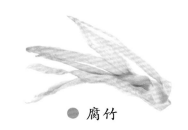

 腐竹

材料		
排骨	350 克
腐竹	100 克
生姜	3~4 片
精盐	适量

功效 疏风清热止咳。

烹制方法 排骨洗净，切块；腐竹用水泡开，洗净；生姜切片洗净；排骨、腐竹放入锅中，加清水 1500 毫升（约 6 碗水量），武火煮沸后改为文火煲 1.5 小时至肉熟，再放入生姜煮 15 分钟，放入适量精盐调味即可。此为 2~3 人量。

5 鼻炎，
喷嚏频频，流涕不断

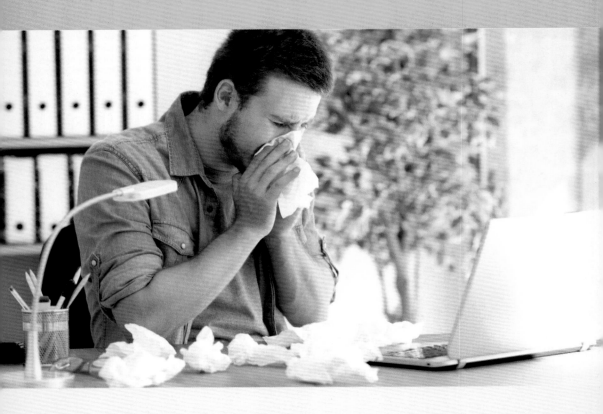

主要症状 喷嚏不断，甚至连续十几个，鼻子痒痒的，一般是早、晚、遇冷空气或接触花粉、粉尘等过敏原后发作，发得快，也好得快。

医案

◆ 邱女士
◆ 女
◆ 34 岁

邱女士反复鼻塞、打喷嚏、流清涕五年了，天气变冷或遇到刺激性气体，如冷空气、油烟、灰尘等就会开始不停地打喷嚏，每天背包里都要备上两大包纸巾，擦完鼻涕擦眼泪，俨然成了"林妹妹"。作为经常要面对客户的她来说，擦红的鼻头、连续不停的喷嚏声让她倍感尴尬。一周前由于天气变冷不慎受凉，再次出现了鼻塞、鼻痒、喷嚏连连、流涕，鼻音很重，偶有咳嗽，没什么痰等。于是来找德叔求治。

德叔解谜

邱女士的喷嚏是由过敏性鼻炎导致的。过敏性鼻炎是一种常见疾病，使用一些滴鼻剂或抗过敏药物短期疗效是不错的，但容易反复。过敏性鼻炎与很多因素有关，其中最为关键的是个人体质及环境因素。中医认为其发病主要与内脏功能失调有关，与肺、脾、肾三脏虚损关系最为密切。而邱女士是外省人士，近年来才居于广州，由于水土、天气、饮食等各方面不太适应，日久导致肺脾肾虚弱，当感受风寒、灰尘等不正之气后便一触即发。治疗当在祛风散寒止痒、通鼻窍的同时，兼以益气固表。服药 5 天后邱女士的症状明显缓解，鼻子没那么痒了，打喷嚏也少了很多。经过 1 个月的治疗，随访至今已有 1 年没有发作了。

prevention 预防保健

过敏性鼻炎一般在冬春季节容易发作，冬天天气寒冷，鼻部受到冷空气的刺激，稍微不注意保暖便会发作，所以对于邱女士而言保暖第一，冬天一定要多穿衣服，同时要注意脚部的保暖，在生机潜伏、万物闭藏的冬季里，养精蓄锐，内藏阳气尤为重要。建议邱女士要早睡晚起以保证充足的睡眠，最好晚上 11 点前入睡。

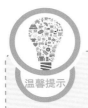

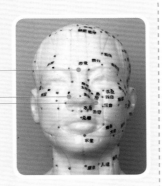

印堂穴
鼻通穴
迎香穴

迎香穴： 位于鼻翼外缘中点旁开约 0.5 寸，当鼻唇沟中，可以改善嗅觉。

鼻通穴： 位于鼻之两侧、鼻唇沟上端尽头，具有通鼻、散风邪的作用。

印堂穴： 位于两眉头连线中点，可清头明目，通鼻。

那么风和日丽的暖春为什么又容易发作呢？春天虽然是阳气升发的季节，但其气候具有乍暖乍寒的特点，稍微不注意，邱女士这类人群就很容易中招，加上春天又是花季，对花粉过敏的人来说是最难熬的。

要想战胜这一切就要增强体质，平时要多锻炼身体，每周至少锻炼 4~5 次，可以选择慢跑、游泳等。还可以按揉迎香穴、鼻通穴、印堂穴，每次按揉各 1~2 分钟，同时捏鼻、擦鼻翼至鼻部微微发热，每天早晚各 1 次，病发时每天可增加 1~2 次。

 甄氏语录

来来来，认识一下这些过敏原

（1）吸入性过敏原：花粉、尘埃、尘螨、真菌、羽毛、动物毛皮等。花粉一般在春夏多见，尘螨和真菌一般易在通风光照条件不好的房间滋生，羽毛及动物毛可随风飘浮在空气中。

（2）食物性过敏原：鱼虾最为多见，除此还有牛奶、鸡蛋、花生、大豆、面粉等都有可能引起过敏。

（3）物品过敏原：如化妆品、汽油、酒精等。

◎ 肺气虚寒

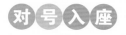

鼻痒，打喷嚏，流清涕，鼻塞较轻，总觉得没什么力气，动一动就会出汗，怕风怕冷等。

方一
苍耳葱芪饮

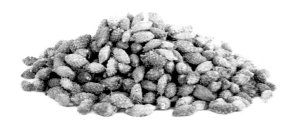

● 苍耳子

材料	苍耳子	10克
	黄芪	20克
	葱白	4根
	生姜	3片

功效 祛风散寒，固表通窍。

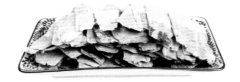

● 黄芪

烹制方法 将各物洗净，苍耳子、黄芪稍浸泡后放进瓦煲内，加入适量清水，武火煮沸后改为文火煲约30分钟，再放入葱白、生姜煮约15分钟即可，代茶饮。此为1人量。

百年传承的食疗秘方

方二　桂枝党参粥

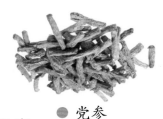
● 党参

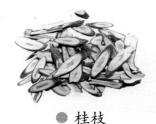
● 桂枝

材料

桂枝	10 克
党参	10 克
粳米	100 克

功效

益气温阳固表。

烹制方法

将桂枝、党参洗净，稍浸泡，放入锅中，加入适量清水，煎煮约30分钟，取汁备用。粳米淘洗干净后放入锅中，再倒入煎汁，煮至粥成即可。此为 1 人量。

方三　黄芪葱白瘦肉汤

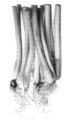
● 葱白

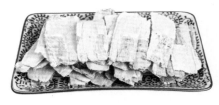
● 黄芪

材料

黄芪	10 克
葱白	5 根
生姜	3~4 片
猪瘦肉	100 克
精盐	适量

功效

补气固本，散寒通窍。

烹制方法

各物分别洗净；猪瘦肉切片。将猪肉片、黄芪、生姜放入瓦煲内，加适量清水，武火烧沸后改文火煲 1.5 小时，再加入葱白滚沸后，放入少许精盐调味即可。此为 1 人量。

◎ 肺脾气虚

对号入座

鼻痒，打喷嚏，流清涕，鼻塞较严重，头重，头痛，腹胀，大便烂等。

方一 辛夷花鱼头汤

材料

鱼头	1 个（约 500 克）
辛夷花	10 克
细辛	3 克
白芷	5 克
生姜	4 片
胡椒粉、精盐	适量

烹制方法

将各物洗净。鱼头去鳃，对半剁开，煎至微黄，铲起。把辛夷花、细辛、白芷用纱布袋装好后，放入瓦煲内，加入清水 2500 毫升（约 10 碗水量），武火煮沸后改为文火慢煲 1.5 小时，放入鱼头、生姜滚约 0.5 个小时，下胡椒粉、精盐适量即可。此为 3~4 人量。

功效

祛风散寒，宣通鼻窍。

方二 白术苍耳煲猪腱子肉

材料

白术	15 克
苍耳子	10 克
猪腱子肉	400 克
蜜枣（去核）	3 枚
生姜	3~4 片
精盐	适量

● 白术

烹制方法

将各物洗净；猪腱子肉洗净，切成小块，与白术、苍耳子、蜜枣、生姜一起放入瓦煲内，加入清水 2000 毫升（约 8 碗水量），武火煮沸后改为文火慢煲 1.5 小时，放入适量精盐调味即可。此为 3~4 人量。

功效

健脾益气，散寒鼻窍。

6

哮喘，气喘吁吁，

喉咙嗡嗡声响 20 年，相约在季节转换之际

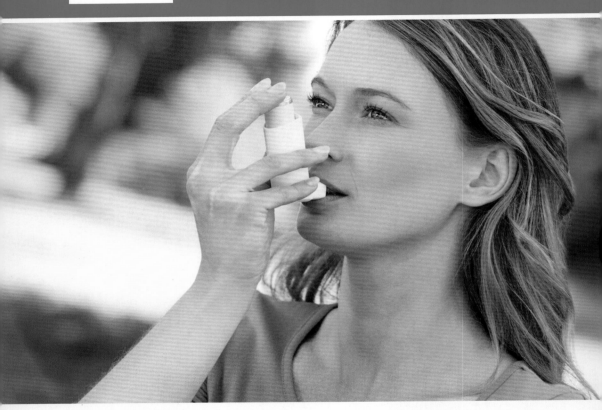

 气喘吁吁，喉中有嗡嗡响声，咳嗽，很多白稀痰，疲倦，平时很容易感冒，怕冷，稍微吃点寒凉的东西大便便会偏烂等。

医 案

◆ 苏婆婆

◆ 女

◆ 75 岁

苏婆婆患有支气管哮喘已有 20 多年了，平时只能依赖吸入药物维持治疗但疗效一般。每到天气变化就是苏婆婆最难受的时候了，稍微不注意保暖，气喘就会加重，如果严重了还得住院治疗。这一年的冬春交替，苏婆婆又中招了，那天天气很冷，跟几位老朋友喝完早茶，就觉得微微出汗，一出酒楼又发现忘戴围巾了，着凉后就开始咳嗽，咯痰，痰多，色黄白相间，而且难咯，还伴有气喘，稍微动一下都会喘，自己加大吸入药物的用量也不管用，大便还偏烂，于是求治于德叔门诊。

德叔解谜

苏婆婆的支气管哮喘在临床中非常常见，属于中医哮证范畴，德叔认为是典型的肺脾两虚型。作为哮喘老病号，肺气虚肯定是跑不掉的，加上苏婆婆这年龄段本身脾胃功能就逐渐衰退，脾虚运化无力，吃进去的饮食无法在体内运行，导致体内的痰湿过多，娇弱的肺脏，被这些痰湿侵犯，故而出现气喘吁吁，很多稀痰，疲倦，面色很差等。治疗上在祛邪同时，还应健脾补脾，固好后天之本，使脾胃能化生气血，自然而然肺又能完成本职工作。经过两周的治疗，苏婆婆咳嗽、咯痰、气喘等症状明显缓解。德叔叮嘱苏婆婆每到季节转换时过来复诊，每次看完病就给开一些药膳。这五年来，苏婆婆的哮喘控制得很好，从未因哮喘发作而住过院，现在苏婆婆也成了德叔的忠实粉丝。

膻中穴：

位于胸部前正中线上，平第四肋间隙两乳头连线的中点，具有宽胸理气、活血养心、通阳止痛的功效。

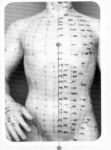

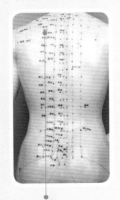

肺俞穴：

位于人体背部，在第三胸椎棘突下，左右旁开二指宽处。

预防保健

中医认为脾胃为后天之本，是人体气血生化之源，脾胃的强弱是决定人之寿夭的重要因素。苏婆婆平时可以用手来回擦或搓胸和骨盆之间，最佳时间为每天上午10时前后以及晚上临睡前。

还可以按揉腹部调脾胃，固好后天之本。具体操作：先用右手在胃腔部按顺时针方向揉100次，然后下移至肚脐周围揉100次，再用全手掌揉全腹100次，最后逆向重复一遍。腹为人体"五脏六腑之宫城，阴阳气血之发源"，脾胃居中，负责运化水谷精微和统摄精血神液来充养敷布全身，通过揉腹，可以收到调理脾胃、通和气血、培补固本等功效。气喘吁吁，胸闷时，可以按揉膻中穴缓解症状。

此外，可以灸一灸肺俞穴。肺俞穴属于足太阳膀胱经，是肺脏的背俞穴，具有调补肺气之效。当脏腑发生病变时，常在其相应的背俞穴出现异常现象，如压痛、敏感点等，一般久咳、顽咳、久哮的患者，多在肺俞穴有明显的压痛感。点燃艾条的一端，置于离肺俞穴2~3厘米处进行烤灼，每次15~20分钟为宜。灸一灸肺俞穴可增强呼吸功能，明显减低气道阻力，改善肺的功能，具有温肺止咳之效。

◎ 肺热

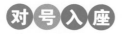

> 气喘，不能平卧。胸闷，烦躁，有黄黏痰等。

葶苈大枣饮

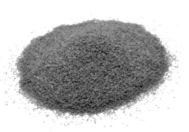

● 葶苈子

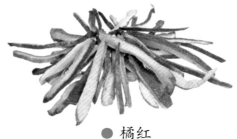

● 橘红

材料		
葶苈子	10 克
红枣（去核）	3~4 枚
橘红	5 克

功效 止咳化痰，泄肺平喘。

烹制方法 葶苈子炒黄打碎，红枣、橘红放入锅中加适量清水煎煮，取煎汁 500 毫升，加入打碎葶苈子煮取 200 毫升，顿服。此为 1 人量。

百年传承的食疗秘方

◎ 肺脾两虚

气短，感觉不够气，很多稀痰，胃口差，疲倦，没精神，大便偏烂等。

百年传承的食疗秘方

方一 橘红白果饮

材料

橘红	10 克
白果	15 克

功效

健脾化痰，止咳平喘。

烹制方法

将各物洗净，放入锅中加入适量清水，煎煮 40 分钟，代茶饮。此为 1 人量。

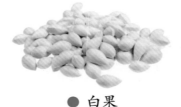

● 白果

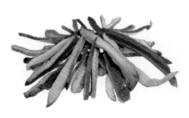

● 橘红

甄氏语录

白果有毒，使用时不宜过量，一般 10~15 克为宜，此药膳一周饮 2~3 次为宜，不宜久服。白果煎煮时一定要煮熟去毒。

百年传承的食疗秘方

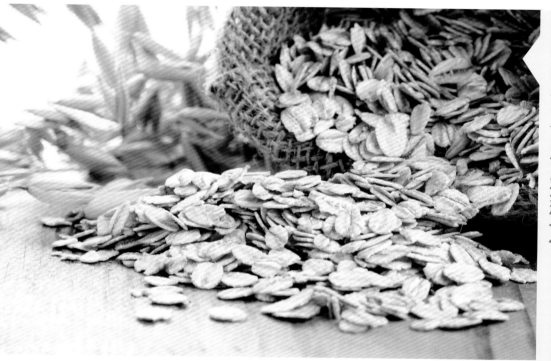

方二 山药党参燕麦粥

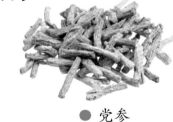

● 党参

材料		
山药（鲜品）	100 克
党参	10 克
燕麦	100 克
精盐	适量

功效 益肺健脾。

烹制方法 山药去皮洗净后切成小块；将党参先放入药袋，与山药一同放入砂锅内，加适量清水，武火煮沸后改为文火熬 1 小时，拿出药袋。再放入燕麦，用文火熬 20 分钟（期间适当搅动，防止煮焦粘底）。煮至粥浓稠，加精盐适量调味即可。此为 1~2 人量。

◎ 肺肾两虚

> 气喘日久，稍微活动一下都会喘，气不够用，怕冷，出汗多，腰酸等。

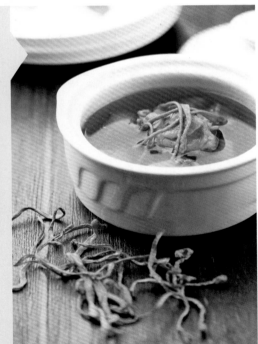

百年传承的食疗秘方

虫草花黄芪煲猪肺

材料		
猪肺	200 克
虫草花	15 克
黄芪	15 克
生姜	3~4 片
精盐	适量

功效 宣肺散寒，止咳平喘，补肾益肺。

烹制方法 将各物分别洗净，虫草花、黄芪稍浸泡；猪肺从喉部灌水反复揉搓净、切块。在锅中下油，将猪肺炒干。各材料一起放入瓦煲内，加入清水 1750 毫升（约 7 碗水量），武火煮沸后改文火煲约 1.5 小时，放入精盐调味即可。此为 3~4 人量。

7

咽炎，喉咙不舒服，

总觉得咽喉有异物感，实火虚火分不清

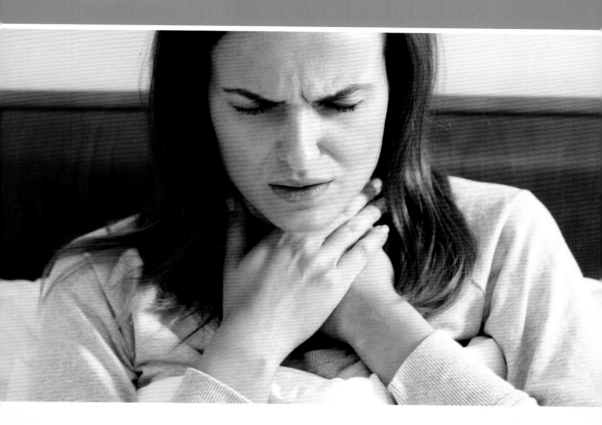

 主要症状 | 咽部出现各种不适，总感觉喉咙里有东西，咳又咳不出什么，频繁清嗓子，喉咙还很干等。

程老师是一名中学老师，每天都奋战于讲台前，讲课讲多了，经常会觉得喉咙不舒服。近来学校安排的课程较多，程老师又开始出现喉咙不舒服了，经常觉得喉咙有烧灼感，清一清嗓子会舒服一点，可是又怕影响别人。起初程老师并没有重视，平时买些胖大海泡一泡水，或者含些润喉片，当时会觉得很舒服，但很容易复发，时间久了，开始出现咳嗽，喉中有异物感，腹冷，双脚冰凉，大便烂，近来还觉得头晕，眼睛干涩等。于是，来到了广东省中医院德叔门诊求治。

德叔解谜

德叔认为咽痛分虚实，现代人的咽痛多数与虚火相关，是由于人们生活节奏加快，经常熬夜等不良生活习惯造成的。可是现在很多人误以为咽痛就是上火，上火就要清火，就喝很多清热解毒类凉茶，如菊花茶、罗汉果茶等，结果越喝越严重。程老师的咽痛根本原因在于肾阴不足，虚火上浮。中医认为肾为先天之本，五脏六腑之精都藏在肾中，肾中所藏的精气充足就可以濡润咽喉；若肾阴不足，阴液不能上达，咽喉失于濡养，虚火开始燃烧起来，烧灼到喉咙，就会出现咽喉灼热隐痛等。此外，程老师还误服很多清热泻火、解毒利咽等苦寒之品，日久损伤了脾胃。治疗上，降虚火的同时，还要滋补肝肾、温中健脾。服药1周后，程女士咽喉明显舒适，心情也顺畅了好多。

预防保健

德叔建议，程老师平时讲话时不要太大声，少吃或不吃煎炸、辛辣刺激性食物，如油条、麻团、炸糕、辣椒、大蒜、胡椒粉等。要合理安排作息时间，晚上尽量早点休息，更不能熬夜。保证充足的睡眠可以养阳，使身体强壮起来。不能吃冰冻饮品及寒凉食物，如苦瓜、冬瓜、青瓜、白菜、火龙果、西瓜、香瓜等。虚火不需要寒凉之物去扑灭，而要用滋阴之品，慢慢把"火苗"扑灭。

平时可以揉一揉太溪穴、太白穴、太冲穴来调养肝、脾、肾，每穴每次按揉 80~100 次，每天可以按揉 2 次。

同时可在家进行"静坐"，改善咽喉不适症状，具体如下：两手置于两大腿上，两眼微闭，舌抵上腭，安神入静，自然呼吸，意守咽部，口中蓄津，待津液满口，缓缓下咽，如此 15~20 分钟。慢慢睁开两眼，以一手拇指与其余四指轻轻揉喉部，自然呼吸，待津液满口后，再缓缓下咽，如此按揉 5~7 分钟。每日练 2~3 次，每次 15~30 分钟，可起到滋阴利咽之效。

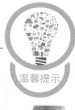

温馨提示

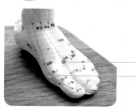

太冲穴：位于足背侧，第一跖骨间隙的后方凹陷处，是人体足厥阴肝经上的重要穴道之一，可平肝息风。

太白穴：位于足内侧缘，第一跖骨关节后下方赤白肉际凹陷处，属足太阴脾经，可健脾和中。

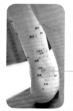

太溪穴：位于足踝区，在内踝尖与跟腱之间的凹陷处，是足少阴肾经的常用腧穴之一，可清热生气。

◎ 实火

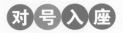

对号入座

咽喉红肿，咽痛明显，有灼热感，口干等。

百年传承的食疗秘方

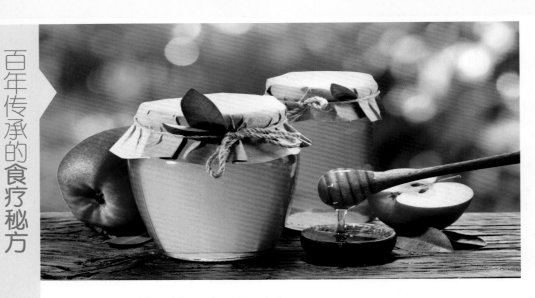

方一 薄荷蜂蜜饮

材料

薄荷	10克
蜂蜜	适量

功效 疏风清热利咽。

烹制方法 将薄荷洗净，放入杯中，加入适量沸水浸泡15分钟，调入适量蜂蜜，代茶饮。此为1人量。

方二　清热利咽饮

材料
岗梅根	15 克
胖大海	5 克

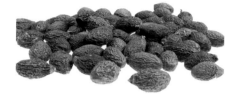

● 胖大海

功效　清热解毒，生津止渴。

烹制方法　将各物洗净，放入锅中，加入适量清水，煎煮约 40 分钟，代茶饮。此为 1 人量。

方三　罗汉果粥

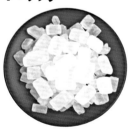

● 冰糖

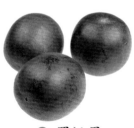

● 罗汉果

材料
罗汉果	1 个
粳米	100 克
冰糖	适量

功效　清热润肺，生津利咽。

烹制方法　先将罗汉果煎煮约 20 分钟后取汁，粳米淘洗干净后放入锅中，加入罗汉果汁、冰糖适量，武火煮沸后改为文火，煮成稀粥。此为 1 人量。

◎ 虚火

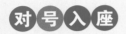

咽喉有异物感，咽部干燥不适，少痰而黏腻等。

百年传承的食疗秘方

方一 雪梨白莲粥

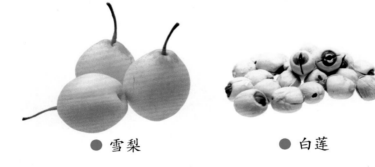

● 雪梨　　　　　● 白莲

材料		
雪梨	1个
白莲	15克
大米	80克
冰糖	适量

功效 养阴润燥，清热利咽。

烹制方法 先将雪梨洗净后削皮，切成小块，放入锅中加适量清水煎煮片刻，加入白莲，煮烂后备用，将大米淘洗干净后煮粥，熟后掺入雪梨、白莲搅匀，加适量冰糖服食。此为1人量。

方二　生地百合煲猪脊骨

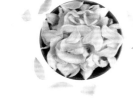

● 生地黄

● 百合

材料		
生地黄	15 克
百合（干品）	15 克
猪脊骨	300 克
生姜	3~4 片
精盐	适量

功效　养阴生津，润肺止咳。

烹制方法　将生地黄、百合洗净，稍浸泡；猪脊骨洗净，用刀背敲裂。各材料一起放进瓦煲内，加入清水 2000 毫升（约 8 碗水量），武火煮沸后改为文火煲约 2 小时，调入适量的精盐即可。此为 3~4 人量。

方三　石麦橄榄瘦肉汤

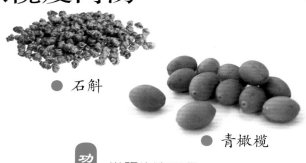

● 石斛

● 青橄榄

材料		
石斛	5 克
麦冬	10 克
青橄榄	2 颗
陈皮	3 克
太子参	10 克
猪瘦肉	350 克
精盐	适量

功效　滋阴生津利咽。

烹制方法　各物分别洗净，猪瘦肉洗净切片，放入瓦煲内，加入清水 1500 毫升（约 6 碗水量），武火烧沸后改为文火煲约 1.5 小时，放入少许精盐调味后即可饮用。此为 2~3 人量。

8 头痛，
是谁惹得你痛苦不堪?

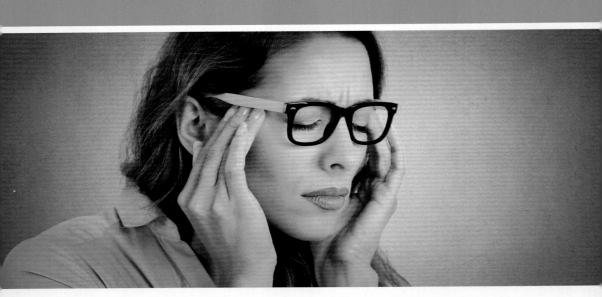

(1) 受风引起头痛，
总觉得风无孔不入

风寒头痛
对号入座

头痛，整个颈肩部僵硬，怕风怕冷，往往受风后会加重等。

甄氏语录

风邪袭击所致的头痛除了风寒，还有风热、风湿

风热头痛：头胀痛，眼睛干痒，口渴，喜欢喝水，大便不畅，小便黄等。

风湿头痛：头痛如戴了顶厚厚的帽子，肢体困重，胸闷，胃口差等。

医 案

◆ 梁小姐
◆ 女
◆ 40 岁
◆ 经理

梁小姐最近工作繁忙，经常加班熬夜，近来出差也比较频繁。前几天刚从上海出差回来，就开始出现头痛，以为是休息不好，当晚不到十点就睡了。但第二天开始出现鼻塞流涕，打喷嚏，整个颈肩部很僵硬，怕冷等，于是图方便去药店买了一些感冒药，鼻塞流涕的症状较前有所缓解，但仍有头痛难忍、颈肩部紧束感、怕冷等，又服用了一些中成药，但这头痛不但没缓解，反而越来越重了。

德叔解谜

外感头痛一般分为三种，风寒头痛、风热头痛、风湿头痛。风为阳邪，有轻扬、升发、向上、向外的特性，头位于人体最上部，若人体感受风邪，则常伤及头面。风为"百病之长"，风邪侵犯人体时常兼夹他邪，如寒、热或湿，合而伤人，引起头痛。梁小姐的头痛便是风寒外袭头部，寒性凝结阻滞，导致头部的经脉凝滞不通。治疗以疏风散寒、通络止痛为主。梁小姐当天晚上回去服用了第一剂药，喝完不到 2 小时，头痛的症状就消失了，且睡了一个安稳觉，继续服用了 5 剂，至今未复发。

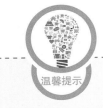

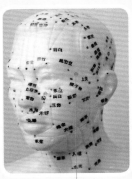

太阳穴：

位于眉梢与眼外角连线中点，向后约一横指的凹陷处。《达摩秘方》中将按揉此穴列为"回春法"，认为常按此穴可保持大脑的青春常在，返老还童，还可疏风解表，缓解疲劳。

预防保健

德叔建议梁小姐平时要多注意休息，不要过度劳累，注意保暖。头痛发作时，可以按揉太阳穴、拍打头皮缓解头痛。用双手拇指或食指分别置于两侧太阳穴，做轻柔缓和的环形转动，持续30秒。但注意不可用力过度，感觉酸胀即可。同时，用十指指腹部轻轻拍打头皮，此时双手腕要充分放松，灵活运用腕关节，每次拍打80~100次，可以起到疏通经络止痛的作用。

还可以用川芎、防风放置于锅内煮沸，趁热气出时，将头面伸向蒸汽中，以蒸汽熏蒸头面，以疏散风寒，止头痛。

甄氏语录

风热头痛、风湿头痛各有一招

风热头痛可以用白萝卜洗净榨汁，仰卧位，将萝卜汁滴入鼻中。左侧头痛滴入右侧鼻中，右侧头痛滴入左侧鼻中，如果没有明显左右之分，则滴入双鼻中。或取鲜薄荷叶捣烂后外敷于太阳穴处。

风湿头痛可以用蚕沙30克、荞麦60克，炒热后装入布袋中，趁热敷于痛处。或取瓜蒂1株，研为细末，取少许吹入鼻中，待清水慢慢流出后，便可湿去痛止。

① 风寒头痛

对号入座

> 头痛，有紧束感，受凉后加重，怕风怕冷。

方一 芫荽葱白粥

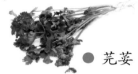

● 芫荽

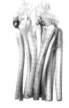

● 葱白

材料

芫荽	15 克
葱白	15 克
糯米	100 克
生姜	3 片

功效 疏风散寒，补中益气。

烹制方法 各物洗净，葱白、生姜切成丝，糯米稍浸泡，加入适量清水，武火煮沸后改为文火煲约 40 分钟，煮至粥成，加入芫荽、葱白即可。此为 1 人量。

方二 川芎煲鱼头

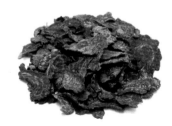

● 川芎

材料

鳙鱼头	1 个（约 500 克）
川芎	10 克
生姜	4 片
葱	适量
胡椒	适量
精盐	适量

功效 祛风散寒，活血止痛。

烹制方法 将鱼头去鳃洗净，连同川芎、胡椒一同放入锅中，加清水 1750 毫升（约 7 碗水量），武火煮沸后改为文火煲 0.5 小时，加入生姜、葱、盐稍煮片刻即可。分早、晚两次吃鱼头喝汤。此为 1~2 人量。

② 风热头痛

对号入座

> 头痛，且胀，咽喉肿痛，遇热加重，口渴。

方一 疏风清热饮

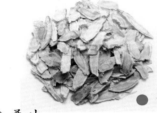

● 白芷

材料	
桑叶	10 克
薄荷叶（干品）	10 克
白芷	10 克
红糖	适量

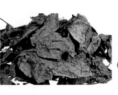

● 桑叶

功效 疏风清热和络。

烹制方法 各物洗净，与红糖一同放入锅中，加入适量清水，煮 30 分钟即可，代茶频饮。此为 1 人量。

方二 绿豆衣薄荷老鸭煲

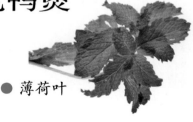

● 薄荷叶

材料	
老鸭	500 克
绿豆衣	10 克
薄荷叶	5 克
生姜	3~4 片
精盐	适量

功效 辛凉解表，清利头目。

烹制方法 各物洗净，老鸭切块，与绿豆衣、生姜同放入锅中，加清水 2000 毫升（约 8 碗水量），武火煮沸后改为文火煮 1 小时，再加入薄荷叶煮 15 分钟，放适量精盐调味即可。此为 3~4 人量。

③ 风湿头痛

对号入座

> 头痛，有被裹住感，阴雨天加重，胸闷，身体有困重感。

方一　赤白双豆粥

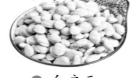

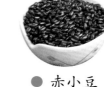

材料	赤小豆	15 克
	白扁豆	15 克
	紫苏叶（干品）	5 克
	大米	60 克
	生姜	3 片
	精盐	适量

● 白扁豆

● 赤小豆

功效　祛风除湿。

烹制方法　各物洗净；赤小豆、白扁豆用温水浸泡半天；生姜切丝。将紫苏叶、姜丝放入锅中，加适量清水，煎煮约 20 分钟，取汁备用。将双豆、大米同入锅中，加入适量清水，武火煮沸后改为文火煲约 30 分钟，把姜丝、紫苏叶汁一起放入锅中，继续煮约 15 分钟至粥成，加入适量精盐调味即可。此为 1~2 人量。

方二　藿香白芷煲排骨

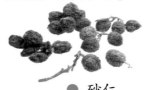

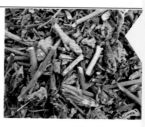

材料	排骨	500 克
	藿香	5 克
	白芷	10 克
	砂仁	5 克
	生姜	3~4 片
	精盐	适量

● 砂仁

● 藿香

功效　疏风散寒，补中益气。

烹制方法　各物洗净；排骨剁成小块，放入开水锅中焯一下，捞出用凉水冲洗干净，重新入开水锅中；将生姜、白芷一起放入锅中，加清水 2000 毫升（约 8 碗水量），武火煮沸后改为文火煲约 1 小时，把砂仁打碎，与藿香一起放入锅中，继续煮约 20 分钟，加入适量精盐调味即可。此为 3~4 人量。

百年传承的食疗秘方

(2) 气虚血瘀，头痛止不住

**气虚血瘀头痛
对号入座**

> 头痛，隐隐作痛或刺痛，总觉得没精神，有些人伴有眼花、肢体麻木，女性很多都有月经量少、色淡、有血块，甚至还会痛经……

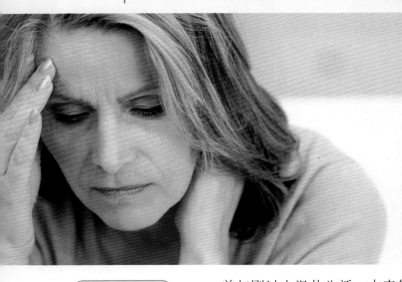

医 案

- ◆ 曾叔
- ◆ 男
- ◆ 60岁
- ◆ 退休

曾叔刚过上退休生活，本来每天早上晨运跑跑步，下午踢踢毽子、打打羽毛球，晚上陪老伴散散步，日子过得逍遥自在。但6月中旬开始便无缘无故总是出汗，运动后更是大汗淋漓，经常觉得很疲惫，四肢乏力，动也不想多动一下，后来还经常头痛，刺痛为主，时有头晕。街坊介绍喝了不少偏方祛湿茶，但情况是越来越糟，后来还咳嗽咳痰，时不时打喷嚏，曾叔苦痛难言。有街坊向曾叔推荐了德叔，他便马上来到德叔门诊。

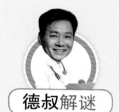

德叔解谜

头是"清阳之府"，五脏精华之血、六腑清阳之气都到达头，气血不虚不亢，正常流通，头脑才会清清爽爽。若因饮食不规律、熬夜，或运动后汗出过多，又调护不当，使津气血受损，血液运行不畅，则形成气虚血瘀之症，"不通则痛"，引起头痛。就如同河道中若没有足够的水和动力，便不能浩浩东流，只能淤泥积底一样。曾叔不仅大汗后没有合理调护，反而喝清热利湿的祛湿茶，使阳气更虚，所以头痛越来越厉害，甚至出现了咳嗽、喷嚏等表不固的症状。治疗上以健脾益气固表，滋阴养血通络为主。曾叔服用了几剂药后头痛便减轻了很多，定期调理一段时间，头痛消失了，连大汗、咳嗽也好了。

预防保健

德叔建议，老人家平时不宜做过分剧烈的运动，以适当运动，微微出汗为度。而且运动时间也很讲究，不宜过早或深夜，运动也要顺应自然，对于曾叔这类人群而言，最佳运动时间为早上太阳升起后及下午太阳下山之前。如果运动或日晒后汗出过多，应及时擦拭汗水，及时更换衣物，出汗过多后可以饮用黄芪水，将黄芪30克放入锅中，加入适量清水煎煮约30分钟即可。

夏天不要过于迷恋"祛湿茶"，尤其是岭南地区，"祛湿茶"一般选用清热利湿为主的药物，此类药物大多数性质偏寒、偏凉，并非每个人都适合，且长期大量饮用易出现面色萎黄或㿠白、疲倦乏力、食欲减退、困倦、胃胀满、大便烂等不适，尤其是曾叔这样的老年人群更不适合长期大量饮用"祛湿茶"，因为一般老年人多以阳虚、气虚、血虚等虚象为底，喝"祛湿茶"易损伤阳气，因此百病极易侵犯。

曾叔平时可以按揉四神针和血海穴，用食指、中指或拇指指腹，按在穴位上，稍用力，以穴位有酸胀感为度，然后固定在穴位处按揉，持续1分钟，放松10秒后再重复按揉，每穴反复3~5次，可补血活血止痛。

温馨提示

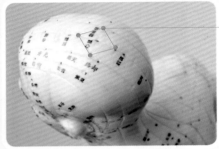

四神针：位于头顶部，在百会穴前后左右各1.5寸处，共4穴，有疏通经络、益智安神、解痉止痛的作用。

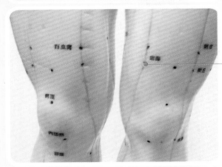

血海穴：位于大腿内侧，髌底内侧端上2寸，当股四头肌内侧头的隆起处，屈膝取穴，又称十二经之海，和血有着密切的关系，具有活血化瘀、补血养血、引血归经之功效。

甄氏语录

慢性头痛看过来

头痛缠绵日久，劳累后加重者，可以用公丁香4个、川芎10克、当归10克（此为6~8次外敷剂量），捣烂后加适量白酒调匀，敷于太阳穴处，可养血通窍止痛。

丁香的花蕾为公丁香，其成熟的果实为母丁香，两者的功效、主治功能基本相似，但公丁香药力足，母丁香则药力较弱，一般都以公丁香入药。

① 血瘀头痛

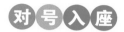

头痛，刺痛为主，痛处固定，或有头部外伤史者。

方一　通络活血饮

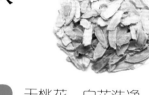

材料

桃花（干品）	15 克
白芷	10 克
黄酒	100 毫升

● 白芷

功效

养血活血，通窍止痛。

烹制方法

干桃花、白芷洗净。将白芷放入锅中，加清水适量，煮 30 分钟取汁，煎汁与桃花、黄酒同煮 15 分钟即可。此为 2~3 人量。

方二　丹参番茄里脊煎

材料

里脊肉	400 克
丹参	20 克
番茄	2 个
红糖	适量
绍兴酒	适量
食用油	适量
精盐	适量

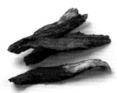

● 丹参

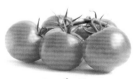

● 番茄

烹制方法

里脊肉洗净切片，丹参洗净，番茄洗净切块。先将番茄放入锅中，加油翻炒片刻，盛起备用；丹参放入锅中，加适量水，煎煮约 30 分钟，取汁备用；将番茄、红糖、绍兴酒倒入锅中，与煎汁同煮，熬至番茄微烂，再加入里脊肉，煮至肉熟，加入适量精盐调味即可。此为 2~3 人量。

功效

养血活血补虚。

百年传承的食疗秘方

② 气血亏虚

对号入座

> 头痛隐隐，劳累后加重，时时头昏，疲倦乏力，面色淡黄，平素易感冒，时有心慌，女性月经量偏少，痛经者。

方一　龙眼血藤煲乌鸡

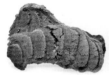
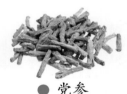

● 鸡血藤　　　● 党参

材料

乌鸡	1只（约600克）
党参	15克
龙眼肉	20克
鸡血藤	20克
精盐	适量

烹制方法　乌鸡洗净去内脏；党参、龙眼肉、鸡血藤洗净，纱袋包裹，塞入乌鸡内，加入清水2000毫升（约8碗水量），武火煮沸后改为文火煮1.5小时，放入适量精盐调味即可，取出药袋，吃肉喝汤。此为3~4人量。

功效　健脾益气，养血活血。

方二　榛子杞子红枣粥

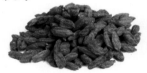

● 枸杞子

材料

榛子仁	30克
枸杞子	30克
红枣（去核）	4枚
大米	100克
红糖	适量

烹制方法　各物洗净放入锅中，加适量清水煮至粥成，加入适量红糖。此为1人量。

功效　养血，补肝肾。

③ 肾虚头痛

对号入座

头痛,空痛为主,耳鸣,腰膝酸软,疲倦乏力等。

沙虫干煲瘦肉

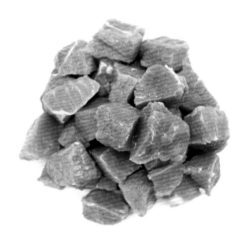

● 猪瘦肉

材料		
沙虫干	50 克
猪瘦肉	200 克
生姜	3~4 片
精盐	适量

功效 滋阴补虚。

烹制方法 将各物洗净,沙虫干浸泡30分钟左右,泡软后剪开,把里面的沙洗掉,猪瘦肉切成片状,与沙虫干、生姜一起放入瓦煲内,加清水 1750 毫升（约 7 碗水量）,武火煮沸后改为文火煲约 1.5 小时,加适量精盐调味即可。此为 2~3 人量。

百年传承的食疗秘方

9 失眠，难以入睡甚至彻夜难眠，
熊猫眼的痛苦你懂的

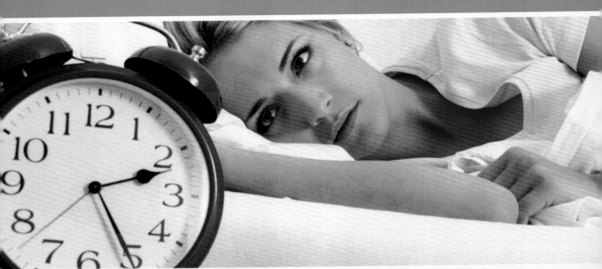

（1）失眠健忘，你还是傻傻地数着小绵羊吗？

心脾气虚
对号入座

开启数绵羊模式："1、2、3……999……1、2、3……999……"，感觉快要把全世界的羊都数了个遍，却还是睡不着，无数个不眠之夜，内心崩溃，白天起床后疲倦乏力，头晕，心慌慌，健忘，吃不下饭……

医案

◆ 小陈
◆ 男
◆ 27 岁
◆ 小老板

小陈是个性格偏内向的小伙子，前两年跟几个朋友搞点小生意赔了十多万元，忧虑万分，之后便一直失眠，夜夜难以入睡，辗转反侧到凌晨四五点才能浅浅地睡着一小会儿，后来靠着安眠药每天晚上倒也能睡上五六小时，却总是觉得白天没什么精神，还没怎么干活就觉得很累，头晕，健忘，怕冷，一回到家，就把自己关在房间里，很少跟家人聊天，还爱生闷气，胃口不好，饭后有饱胀感，大便不成形。这几天天气寒冷，阴沉沉的，小陈的失眠愈发严重了。小陈的一个客户以前失眠就是德叔治好的，便让小陈来找德叔。

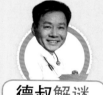

德叔解谜

小陈这样老是睡不着觉，中医称"不寐"。形成的原因是小陈做生意不顺利，忧思恼怒的情绪悄然而生，但他自己不懂得及时调节心情，过忧伤脾，过怒伤肝，长此以往便导致了肝脾受损。脾可以将饮食物转换成供人体所需的气血，脾受损时，化生的气血不足，心得不到气血的濡养则心神不宁，无法入睡；肝可以调节人体气机，气机不畅时会加重失眠。若遇上气温降低、雾霾、阴雨等天气，人的心情也会受到影响，情绪特别容易低落，随之出现烦躁、悲观、厌世等一系列症状，所以小陈的失眠在天气阴冷时加重。治疗当养心安神，调肝调脾。经过两周的治疗，小陈变得开朗起来，睡眠情况明显改善，胃口好了，大便也正常了。

预防保健

像小陈这类失眠患者，在天气晴朗时应多去户外活动，多晒晒太阳，尤其是一到冬天，更要出去多晒太阳，驱走体内阴寒之气。因为长期失眠的人平时情绪容易低

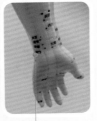

神门穴:
位于小指侧腕部横纹头凹陷处，可补益心气。

落，户外开阔的环境，能给人更轻松的感觉，户外的草香、花香能使人的情绪更加舒缓，还可以让人的精力充沛、更有创造力，对改善睡眠有很好的帮助。

睡觉前要尽量放松，闭眼，自然呼吸，然后把注意力集中在双手或双脚上，全身肌肉极度放松，用沉重感来体验肌肉的松弛程度；闲暇时，可用拇指指端轻轻按揉神门穴约1分钟，双手交替，具有助睡安眠的作用。按摩时应放松心情，缓慢呼吸，一呼一吸间配合穴位按摩，同时可听听轻松舒缓的音乐，改善紧张的情绪。

没有花粉过敏者，可以自己动手 DIY 一个清香解郁安神的小香囊。药材：合欢花（干品）20 克，素馨花（干品）20 克，玫瑰花 20 克。用洁净的布缝制一个小香囊，装入各花，随身携带。

也可以用玫瑰花、素馨花、合欢花、芙蓉花、玉美人、梅花等择喜欢者，采摘后清洗干净，用清水焯过后，用蜂蜜腌制，泡水当茶饮用，可疏肝解郁。

甄氏语录

百花养生，花类多数气味芳香，有疏肝解郁的功效，但不可一概而论。快来认识一下我们最熟悉的花都有哪些功效。

菊花: 性偏寒，气味清香，凉爽舒适，适用于发热、头痛、眩晕、目赤肿痛者。

荷花: 清香化痰，清暑宁神，消瘀止血，适用于夏季伤暑，或月经过多、瘀血腹痛、尿血、痔疮者。

油菜花: 活血美容，润肠通便，适用于孕妇产后瘀血腹痛、痛经、热毒疮疖、乳痛、习惯性便秘者。

扁豆花: 健脾和胃，消暑化湿，适用于湿热内盛、胃口不好、口黏腻、大便烂者。

桃花: 活血美白，利尿，化瘀止痛，适用于水肿、痰饮积滞、二便不利者（桃花性凉，不适宜久服；孕妇及月经过多者不宜）。

白兰花: 止咳，化浊，补脾，适用于咳嗽、咳痰者。

月季花: 能活血调经，化瘀止痛，适用于月经色暗、有血块、小腹痛，或兼有精神不畅和大便燥结者。

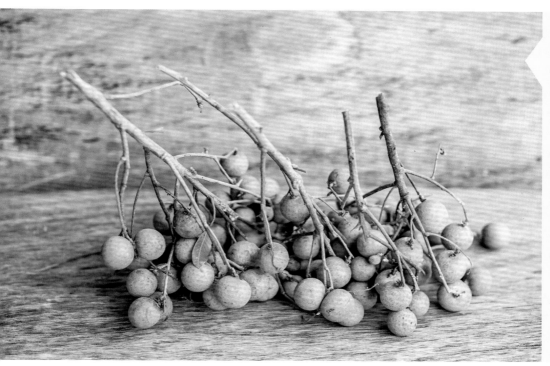

百年传承的食疗秘方

方一　桂圆莲子粥

材料

红枣（去核）	4 枚
莲子	20 克
桂圆	20 克
糯米	100 克
冰糖	适量

功效　补气补血，养心安神。

烹制方法　将各食材洗净，糯米浸泡 1 小时。诸食材一同放入砂锅中，加适量清水，先用武火煮沸再改为文火煮约 40 分钟，加冰糖适量，即可食用。此为 1 人量。

方二 合欢宁神茶

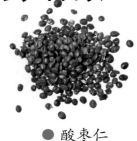

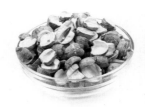

● 酸枣仁　　　　　　　　● 莲子

材料

合欢皮	10 克
酸枣仁	10 克
莲子	15 克
冰糖	适量

功效 养心，除烦，安神。

烹制方法 将各药材洗净，酸枣仁打碎，诸药稍浸泡，加适量清水，大火煮沸后，去药渣，小火再煮 5 分钟，加适量冰糖，代茶饮。此为 1 人量。

方三 柏子炖猪心

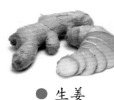

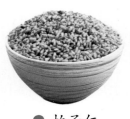

● 生姜　　　　　　　　● 柏子仁

材料

柏子仁	30 克
猪心	1 个（约 350 克）
生姜	3~4 片
精盐	适量

功效 益气健脾，养心安神。

烹制方法 将猪心洗净，用刀将猪心中间开一孔，放入柏子仁。炖盅内加适量清水、精盐，放入猪心、生姜，隔水炖约 1 小时。取出猪心，去柏子仁，将猪心切片，吃肉饮汤。此为 2~3 人量。

方四 柚皮龙眼粥

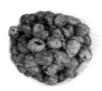

● 龙眼肉

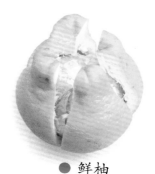

● 鲜柚

材料

鲜柚皮	1/3 个
龙眼肉	15 克
粳米	150 克
精盐	适量

功效 健脾开胃，理气解郁，养心安神。

烹制方法 将柚皮内外刮洗干净，清水浸泡 1 天，切块与龙眼肉同放入砂锅内，加适量清水煮沸，下淘净的粳米，文火煮至粥成，入盐少许即成。此为 2~3 人量。

方五 佛手醪糟

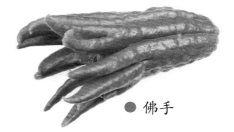

● 佛手

材料

新鲜佛手	1 个
当归	15 克
龙眼肉	15 克
醪糟	适量
红糖	适量

功效 疏肝理气，补血养心。

烹制方法 各物洗净，佛手切小块。将佛手、当归、龙眼肉与适量醪糟、红糖同放入锅中，加适量清水，煮约 30 分钟即可。此为 2~3 人量。

(2) 安眠药也搞不定的失眠，你有过吗？

阴阳两虚 对号入座

睡不着，梦多，易醒，手足心发热，睡觉时易出汗，口干，容易急躁……

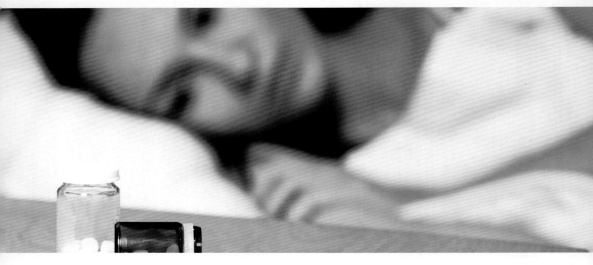

医案

◆ 庾婆婆

◆ 女

◆ 79 岁

◆ 退休

庾婆婆平时身体不错，老当益壮，经常和一帮老太太搓搓麻将，日子过得乐呵！可是近几年来一直失眠，每天服用安定等安眠药方可入睡，近日天气转热，庾婆婆加量服用安眠药，每晚躺下来 3~4 小时后才能入睡，睡着后又极易醒。庾婆婆平时很容易烦躁，说起话来噼里啪啦急冲冲的，口唇、面色晦暗，瘦瘦的，口干，腰部酸软，有时晚上会出汗。庾婆婆在报纸上看到德叔治疗失眠有一手，便找到了德叔。

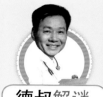

德叔解谜

阴阳不平衡是产生失眠的根本原因。人体的阴主静、主凉，像个家；阳主动、主热，像个淘气的小孩儿。到了晚上或是想睡觉的时候，阳气这个淘气的小孩儿要安安静静地待在家里，不出来游荡、捣乱，人才能睡得着觉。庾婆婆一系列的不适症状，是由于年纪大了，肝肾两脏的阴液不足。加上心中的阳气不愿意回到这个燥热的"家"中，便徘徊在外，扰动心神，致使庾婆婆睡眠差，有不舒服的感觉。气温升高的时候，心阳便更不愿意窝在热气腾腾的"家"里了，因此天热时庾婆婆失眠加重。治疗以补虚泻实、清补肝肾、养心安神为主。经过3周的中药治疗，庾婆婆可以不靠安眠药入睡了，每晚都能睡7小时，又可以继续悠闲开心地去搓麻将了。

预防保健

庾婆婆平时可以选择对付失眠的"黄金组合"——热水泡脚，加按揉涌泉穴。对失眠而言，热水泡脚可扩张足部的血液循环，促进脚部血液流动，降低足部的肌张力，并促使头部的血液向下肢流动，相对减少脑充血，使人产生全身放松和昏昏欲睡的感觉。在泡脚的同时，再辅以按摩涌泉穴，则可进一步增强镇静安神的作用。

老百姓有句俗话叫"站如松，卧如弓"，也就是说睡觉的时候要侧卧。侧身睡最佳的方位是右侧卧位，既不会压迫心脏，也不堵气道，还可以按压在足少阳胆经上，胆经作用的时间是子时，半夜11点到凌晨1点，这时候侧卧睡觉正好是对胆经的自我按摩。枕头的高度也很重要，侧卧的时候枕头的高度应该正好是自己的肩膀到脖子之间的高度。传统荞麦皮做的枕头透气性好，另外荞麦皮本身有一种弹性，睡觉的时候，它会随着你头部位置的变化做出调整。

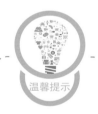

温馨提示

涌泉穴：足前部凹陷处，第二、三趾趾缝纹头端与足跟连线的前三分之一处，当你用力弯曲脚趾时，足底前部出现的凹陷处即是。为养生、保健常用穴，可固本培元。

① 肾阳不足

对号入座

> 失眠多梦，眩晕，耳鸣，健忘，腰膝酸软，怕冷，
> 夜尿多，女子月经量少，经色暗，或有痛经者。

百年传承的食疗秘方

山药枸杞煲乌鸡

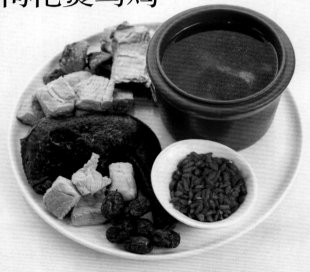

材料

乌鸡	1只（约600克）
山药（干品）	15克
枸杞	10克
生姜	3~5片
精盐	适量

烹制方法

山药、枸杞子洗净，稍浸泡。乌鸡洗净，切成块，与生姜、山药、枸杞一起放进瓦煲内，加清水2000毫升（约8碗水量）。武火煮沸后改为文火煲1.5小时，加适量精盐调味即可。此为2~3人量。

功效

滋补肝肾。

② 阴虚火旺

对号入座

心烦，心慌，失眠，多梦，口燥咽干，形体消瘦，
或手足心热，潮热盗汗，两颧潮红者。

方一 香蕉奇异果汁

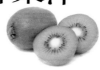

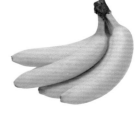

● 奇异果

● 香蕉

材料	
香蕉	1根
奇异果	2个
蜂蜜	适量

功效 养阴清热，解郁安神。

烹制方法 香蕉剥皮，奇异果去皮，两者切块后打汁，加入适量蜂蜜。此为1人量。

方二 西洋参莲子百合粥

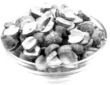

● 鲜百合

● 莲子

材料	
西洋参	5克
莲子（干品去芯）	15克
鲜百合	30克（干品10克）
大米	100克
冰糖	适量

功效 健脾益气，益肾养心，生津止渴。

烹制方法 将各物洗净，西洋参、莲子（干品）、百合（干品）稍浸泡；大米洗净与西洋参、莲子、百合一起放入锅中加适量清水，武火煮沸后转文火熬至粥成，放入适量冰糖即可食用。此为1人量。

百年传承的食疗秘方

方三 生地煲鸭蛋

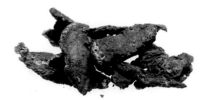

● 生地

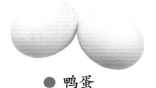

● 鸭蛋

材料

生地	30 克
鸭蛋	2 只

功效 滋阴养血，清热宁神。

烹制方法 将生地与鸭蛋加清水同煲，蛋熟后去壳再煮片刻即可。饮汤食蛋，每次 1 只，一天 2 次。此为 1 人量。

方四 桑葚百合糯米粥

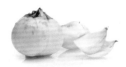

● 鲜百合

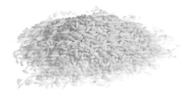

● 糯米

材料

鲜桑葚	30 克（干品 10 克）
鲜百合	30 克（干品 10 克）
糯米	50 克
小米	50 克

功效 益心安神，滋肾健脾。

烹制方法 将各物洗净，桑葚、百合若用干品先用清水稍浸泡；糯米、小米淘洗干净，与药材同入砂锅中，加入适量清水武火煮沸，再用文火煮至粥成。此为 1 人量。

10 干眼症，
"心灵之窗"缺水干干涩涩，问题出在肝身上

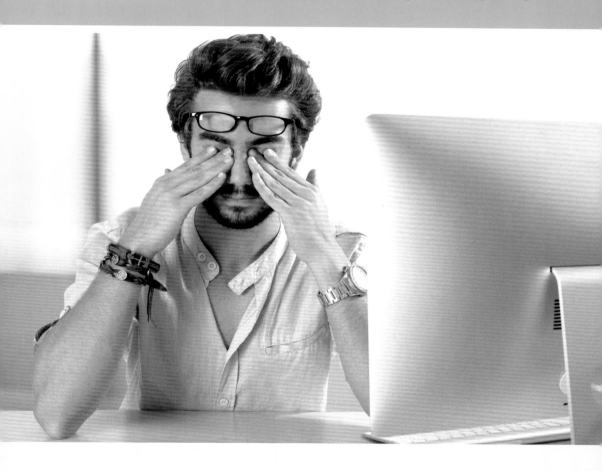

 主要症状 眼睛干干涩涩，经常眨眼睛，滴眼药水，仍反反复复，时好时坏。

医案

◆ 小王
◆ 女
◆ 30 岁
◆ IT 主管

小王是一名 IT 公司的主管，每天的工作都离不开电脑，半年前小王就觉得对着电脑的时间久了，便经常会眼睛干涩。刚开始小王没在意，一不舒服就休息一下，或者滴点缓解疲劳的眼药水，可后来休息和滴眼药水都不能缓解了，于是就诊于某家医院，做过一系列相关检查，检查结果都是正常的，医生也说没什么问题，平时多注意休息就可以了。可是小王增加了休息时间，还是觉得眼睛很干涩，有时候还觉得眼睛发胀，近来晚上还睡不好觉。小王从广东省中医院微信平台上看到德叔擅长治疗杂病，便赶忙找到德叔。

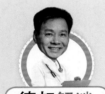

德叔解谜

肝的经脉连于目，肝的精血气经过肝经上注于目，濡养眼睛，眼睛才能无恙、清明。眼睛的种种问题与肝密切相关，要是肝精肝血不足，眼睛得不到滋养，便会产生眼干、视物不清、眼痒等不适。除此之外，眼睛还受五脏六腑之精的濡养。小王的眼睛干涩，主要是由于久视电脑耗伤肝血，加上经常熬夜导致肾精不足，使眼睛失去濡养引起的。治疗上应以补肝血为主，佐以固肾精。服用中药一段时间后，小王的眼睛干涩明显缓解了。

预防保健

德叔建议小王平时应适当眨眨眼睛，经常眨动眼睛有利于泪液的分泌，工作时每隔一小时至少让眼睛休息一次；而且电脑不应该放在窗户的对面或背面，环境照明要柔和，要避免亮光直接照射到屏幕上反射出明亮的影像造成眼部的疲劳。

长期从事电脑操作的人，要注意饮食调理，应多吃鱼、牛奶、核桃、豆制品、青菜、大白菜、空心菜、西红柿及新鲜水果等；尽量不要佩戴隐形眼镜；生活中需要保持精神愉快，不要郁郁寡欢，避免紧张的心情和焦虑的心态滋生。

平时可以按揉睛明穴、丝竹空穴、攒竹穴、瞳子髎穴。操作方法：先轻轻闭眼，双手握空拳，拇指翘立，用拇指尖点在穴位上，稍用力，以穴位有酸胀感为度，持续1分钟，放松10秒后再重复点按，反复3~5次，四穴交替进行。具有明目退翳之效。

也可以用药物外敷眼部。如眼干、眼胀、平素脾气急躁易怒者，可以用桑叶15克、菊花15克、夜明砂15克捣烂后加醋调匀，闭目仰卧位，把捣烂的药汁放在纱布上，敷于眼的四周，20分钟后清洗干净即可，每日1次，至眼部不适感消失。

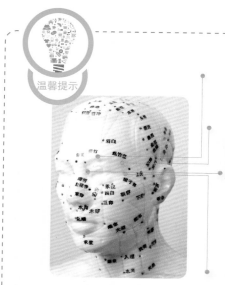

攒竹穴： 位于面部眉头陷中，眶上切迹处，可疏肝理气。

丝竹空穴： 位于面部眉梢后凹陷处，可清头明目，散骨镇惊。

睛明穴： 位于双眼内眦角稍上方的凹陷处。汇集五脏六腑气血，并通过睛明穴提供给眼睛，眼睛受血而能视，变得明亮清澈，是治疗干眼症的重要穴位。

瞳子髎穴： 位于面部目外眦外侧0.5寸凹陷中，可降浊去湿。

百年传承的食疗秘方

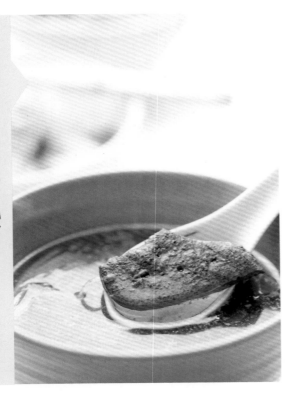

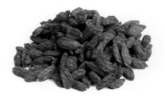

● 枸杞

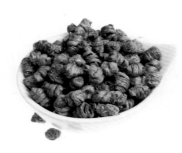

● 石斛

方一 枸杞煲猪肝

材料

枸杞	10克
石斛	5克
猪肝	100克
生姜	2~3片
精盐	适量

功效

滋养肝肾。

烹制方法

各食材洗净，把猪肝切成片状。一起放入瓦煲内，加入适量清水，武火煮沸后改为文火煲约1.5小时，放入少量精盐即可。此为1人量。

百年传承的食疗秘方

方二 鬼针菊花杞子饮

材料

鬼针草（干品）　　20克

菊花（干品）　　　5克

枸杞　　　　　　　10克

功效

清热养阴散瘀。

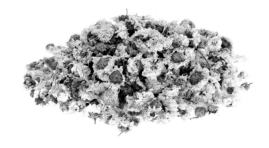

● 菊花

烹制方法

各物洗净，加清水适量，煮30分钟，代茶饮。此为1人量。

 甄氏语录

　　鬼针草是一种很神奇的野草，既可凉拌，亦可泡茶，有清热解毒、散瘀消肿的作用，除了这里的用法外，我国民间还常用鬼针草治疗高血压，疗效显著。该药对血压具有良好的双向调节作用，高血压病人服了此药可使血压降低，血压偏低者用药后可使血压升至正常，临床则多用作降压。用鬼针草降血压不仅安全可靠，而且还可以避免某些降压药性功能障碍的副作用。

方三 决明鸡肝粥

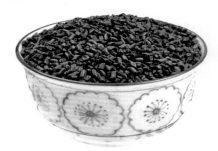

● 决明子

材料

决明子	10 克
鸡肝	80 克
大米	150 克
生姜	2~3 片
精盐	适量

功效 养肝明目，通利大便。

烹制方法 各物洗净，鸡肝切小块，生姜切成丝，决明子用药袋装好，同入锅中，加清水适量，煮至米烂粥成，调入少量精盐即可。此为 2~3 人量。

方四 菠菜玉竹猪血汤

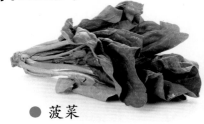

● 菠菜

材料

菠菜	200 克
玉竹	15 克
枸杞	10 克
猪血	100 克
麻油、精盐	适量

功效 平肝养肺，补血明目。

烹制方法 各物洗净，猪血切块，菠菜切段，先将玉竹、枸杞、猪血放入锅中，加适量清水煮 20 分钟，再放入菠菜煮 5 分钟，加麻油、精盐适量起锅，吃菜喝汤。此为 2~3 人量。

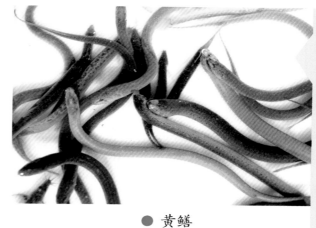

● 黄鳝

方五
荸荠鳝鱼煲

材料

黄鳝	250 克
荸荠	6 个
生姜	3~4 片
精盐	适量

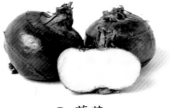

● 荸荠

功效

补虚明目。

烹制方法

鳝鱼剔除内脏，洗净切片，荸荠削皮切块，与生姜同放入锅中，加清水 1500 毫升（约 6 碗水量），武火煮沸后改为文火煲 1.5 小时，放入适量精盐调味即可。此为 2~3 人量。

11 头晕，

经常觉得头晕乎乎的，有可能是……

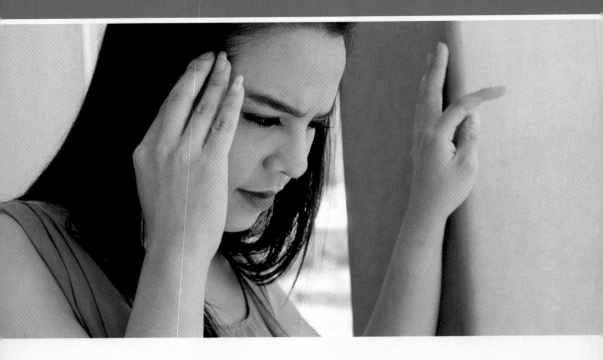

（1）头晕如裹，乃痰湿作祟

**痰湿头晕
对号入座**

头晕，头重，就像裹了个厚厚的头巾；胸闷，
总觉得恶心，想吐，却吐不出来或只吐出来
一些痰；整天都觉得很累，没胃口，吃不下饭，
大便烂等。

医 案

◆ 王叔
◆ 男
◆ 51 岁
◆ 经商

王叔自己在外做生意，平时应酬比较多，很多时候都不能按时吃饭，人到中年，开始发福，肚子也大了不少。这几年王叔胃口差了，看见比较油腻的食物就觉得恶心，大便烂烂的。最糟糕的是，近两年还时不时会有头晕，总觉得嘴里有很多痰。去医院做了检查，除了血压、血脂偏高点，其他也没什么大问题，医生给王叔开了些降脂、降压的药，并建议王叔减肥。王叔吃药后总是觉得口里泛苦，倦怠乏力，胃口更差了，还老是头晕，成天都觉得没力气，更别提减肥了。这两年可把王叔愁坏了。某日，偶然听生意场上的朋友提起德叔可以治疗头晕，便急忙找到了德叔。

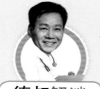

德叔解谜

脾胃是化生气血的重要场所，也是生成痰饮水湿的"基地"。王叔平时饮食不规律、喜食肥腻食物，饮酒多，损伤了脾胃，体内的水液没办法运化，便化而成痰湿，储存于体内，使身体虚胖。痰浊像不听话的坏小子，四处游荡，要是它们聚于脾胃，会出现没胃口，大便烂；若是跑到肺中，便总觉得有很多痰；如果侵犯头窍，便会眩晕。痰浊属阴寒之邪，性质黏腻，所以头晕会伴有沉重如裹了头巾的感觉；脾胃虚，化生气血功能下降，气血不足，供应不了每天的活动，人便会感觉疲倦乏力。治疗上当化痰祛湿与健脾和胃并进，稍佐补益气血之品。王叔坚持服用中药两个多月，头晕再没有发作过，还成功减肥十几斤，整个人精神了很多。

甄氏语录

看看头晕会在哪些疾病中出现

很多种疾病会引起头晕，如梅尼埃综合征、高血压、低血压、贫血、神经衰弱、椎—基底动脉供血不足、颈椎病等。中医认为头晕多与头窍相关，头窍需清明、营养充足才能无痛、无眩。头窍自身或受到其他脏腑功能失调的影响，都可能会引起头晕。若脑中精髓不足或气血不足，头窍得不到滋养，可引起虚性头晕；若风、火、痰、瘀血等邪扰乱头窍，可引起实性头晕。

预防保健

　　德叔建议王叔纠正不良生活饮食习惯，不要以应酬多、身不由己的名头来透支自己的身体。在条件允许的情况下，尽可能不要太晚大吃大喝，饮食当荤素搭配，切忌大鱼大肉，尽可能少喝啤酒、白酒，迫不得已时可以用茶水或红酒代替；要学会劳逸结合，如用爬山、跑步、练太极、打球等体育活动代替不健康的聚会。像王叔这类头晕患者，平时应保持充足的睡眠，睡眠足，脾胃运化有力，其发作次数可减少，症状可减轻。

　　饮食方面，忌食辛辣、煎炸、烧烤等助火类食物；少食肥腻、寒凉等助湿类食物，可适当多吃薏苡仁、橘红、枇杷、萝卜、海带、冬瓜等化痰除湿之品，及瘦肉、牛肉、猪肝、鸡蛋、豆类等食物以补益气血。

　　若是因颈椎病引起的眩晕，要注意颈部活动，不要长期伏案工作保持一个姿势不动，闲暇时可前后左右活动颈部，睡觉时要选择合适的枕头。

　　另外可以使用穴位按摩法来减轻头晕。选穴：四神聪、印堂、足三里、丰隆。具体操作：选定穴位，依次按揉各穴，以有酸胀感为度，每穴约5分钟，每天1次。

　　还可以使用药熨法，用吴茱萸、半夏、生姜各20克，研末后加适量醋调成膏状，装入布袋中，煨热后敷于肚脐处，每次敷40~60分钟，每天1次，此法具有健脾化痰之效。

温馨提示

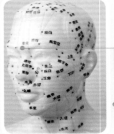

足三里穴：位于小腿前外侧，当犊鼻下3寸，距胫骨前缘一横指（中指），为全身强壮要穴之一，可调理脾胃、补中益气、通经活络、疏风化湿、扶正祛邪。

丰隆穴：位于人体的小腿前外侧，外踝尖上八寸，胫骨前缘二横指（中指），是健脾祛痰的主要穴位，凡是与痰有关的病症，都可以配取丰隆穴治疗。

四神聪穴：位于头顶部，百会前、后、左、右各开1寸处，可治头痛、眩晕、失眠、健忘、癫痫等神志病证。

印堂穴：位于人体面部，两眉头连线中点，可清头明目、和胃止呕。

方一 茶树菇炖母鸡

百年传承的食疗秘方

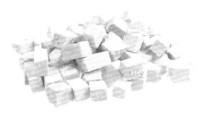

● 茯苓

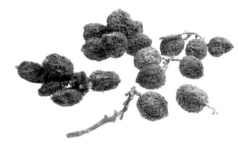

● 砂仁

材料

老母鸡	半只（约650克）
茶树菇	100 克
花生	50 克
茯苓	20 克
砂仁	10 克
生姜	3~4 片
精盐、油	适量
酱油、白糖	适量

功效

健脾理气，除湿养血。

烹制方法

各食材洗净；茶树菇去掉根部；鸡肉洗净，切块。把茶树菇放入沸水中焯一分钟，捞出过凉水备用；鸡块冷水下锅，煮开后捞出过凉水沥干水分备用。锅中放适量油，小火烧热油后放入糖，用锅铲不停搅拌把糖熔化；放入鸡块翻炒至挂上糖色；加入姜片翻炒均匀；调入适量的酱油翻炒至鸡块上色。加适量清水浸没食材，放入花生、茯苓，大火煮开后转中小火炖煮 40 分钟左右；放入茶树菇、砂仁继续炖煮 20 分钟；调入适量的精盐，大火收汁即可。此为 3~4 人量。

方二 白术天麻猪肚煲

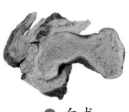

● 白术

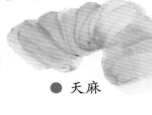

● 天麻

材料

猪肚	350 克
白术	15 克
天麻	15 克
陈皮	5 克
生姜	3~4 片
精盐	适量

功效 化痰祛湿，健脾和胃。

烹制方法 各物洗净；猪肚切条状；与白术、天麻、陈皮、生姜一起放入锅中，加清水 1750 毫升（约 7 碗水量），武火煮沸后转文火煲 2 小时，放入适量精盐即可。此为 2~3 人量。

方三 海带黄豆瘦肉汤

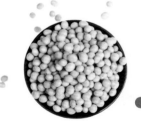

● 黄豆

材料

猪瘦肉	150 克
海带（鲜品）	100 克
黄豆	80 克
生姜	4~5 片
精盐	适量

功效 清热化痰，健脾止晕。

烹制方法 猪瘦肉洗净切片；海带泡开洗净，切条状；黄豆浸泡一夜。各食材一同放入锅中，加清水 1750 毫升（约 7 碗水量），武火煮开后转文火煲 2 小时，加入适量精盐即可。此为 2~3 人量。

百年传承的食疗秘方

方四　赤小豆薏苡仁粥

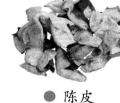

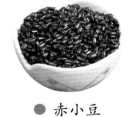

● 陈皮　　　　● 赤小豆

材料

赤小豆	30 克
炒薏苡仁	30 克
陈皮	5 克
冰糖	适量

功效 健脾化痰浊，降压止眩晕。

烹制方法 将赤小豆浸泡一夜；陈皮、炒薏苡仁洗净。各物一同放入锅中，加适量清水，武火煮沸后转文火煲至豆烂，根据个人口味调入冰糖即可。此为 1~2 人量。

方五　玉米须橘皮饮

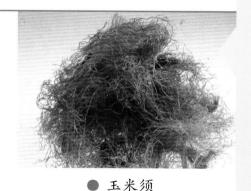

● 玉米须

材料

玉米须	15 克
橘皮	10 克
茯苓	20 克

功效 健脾化痰，降压止晕。

烹制方法 各物洗净，一同放入锅中，加适量清水，煎煮约 30 分钟，空腹饮用。此为 1 人量。

(2) 头晕易怒，虚火燃烧起来的缘故

肝阳上亢 对号入座

头晕，严重的时候感觉天旋地转、站立不稳，常因睡不好觉、劳累或生气而发作或加重，平时爱发火，脾气大，睡眠不好等。

医案

◆ 范姨
◆ 女
◆ 48 岁
◆ 银行职员

范姨的工作需要细致入微，她总能轻轻松松地搞定所有业务，又不出丝毫差错。但从去年开始，范姨变得很容易发脾气，稍微有些不顺心，甚至有时候莫名其妙就会生气，一生气便会头晕，常常需要静坐一两小时头晕才能慢慢缓解，有时还会伴头部胀痛。家人和同事都躲着她，对她讲话总是小心翼翼，她也知道是自己这吃了火药般的"无名火"惹的祸，可是她却改不掉这爱发脾气的坏毛病。范姨经朋友介绍找到德叔，还没进到诊室，她焦虑的讲话声便被德叔注意到了。

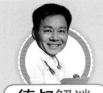

德叔解谜

随着年龄增长，肝阴肾阴逐渐消耗虚损，也就是阴液不足，则阴液内敛、凉润的作用变弱，阳气相对亢奋，这时候虚火易燃烧。范姨的头晕主要是因为她平时劳累，导致肝阴受损得比较严重，又没有及时补充、调护，加上范姨平时喜欢生气，动不动就发火，这火邪较猛，易伤阴，加重肝阴损伤，年近半百肝肾之阴不足之时，虚火便趁机强壮起来而出现头晕。治疗上当清肝平肝，滋养肝肾。范姨吃了 1 周的药后，头晕、头胀就好了许多，继续间断门诊调理 2 个多月，脾气也平和了许多。

预防保健

　　像范姨这类眩晕患者，德叔建议应当避免心情忧郁，脾气暴躁，要注意胸怀宽广，精神乐观，心情舒畅，情绪稳定；室内环境忌嘈杂，宜保持安静，光线不宜太强。饮食方面，平时宜选用滋阴平肝类食物，如芹菜、豆腐、苦瓜、西瓜、梨、葡萄、甲鱼等。

　　头晕时可以用自我按摩疗法，以改善眩晕。选穴：双侧头维、风池、太阳、印堂。具体操作：双手食指中指并拢按揉头维穴，双手拇指同时按揉风池穴，以有酸胀感为度，持续 3~5 分钟；再以双手拇指按在双侧太阳穴处，食指稍微屈曲后第一指节相对并拢，抵在印堂穴处，先稍用力按压印堂穴，再向外侧推抹双侧眉弓，至太阳穴处后，拇指加力，按揉太阳穴，此为一轮，每次操作 30~50 轮，每天 2~3 次。

　　还可选用药物敷贴法，以引火归元止眩。具体操作：吴茱萸 20 克，肉桂 5 克，研末后加醋调成膏状，睡前敷于双足涌泉穴，外覆纱块，用胶带固定，次日清晨摘掉，洗净，每日 1 次。

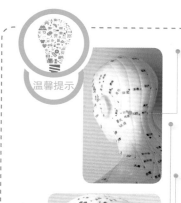

温馨提示

风池穴：位于项部，当枕骨之下，与风府相平，胸锁乳突肌与斜方肌上端之间的凹陷处，可治头项部疼痛、眩晕。

头维穴：位于头侧部，当额角发际上 0.5 寸，头正中线旁 4.5 寸，可祛风泄火、止痛明目。

印堂穴：位于人体面部，两眉头连线中点，可清头明目、和胃止呕。

太阳穴：在颞部（前额两侧），当眉梢和外眼角的中点向后（约 0.5 寸）的凹陷处，可解除疲劳、振奋精神、止痛醒脑。

涌泉穴：位于足底，足前部凹陷处第二、三趾趾缝纹头端与足跟连线的前三分之一处，可散热生气。

百年传承的食疗秘方

方一 葵花蛋汤

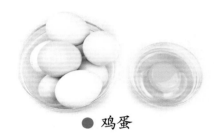

● 鸡蛋

材料

向日葵蒂盘	1个
鸡蛋	2只
冰糖	适量

功效 平肝降阳。

烹制方法

向日葵蒂盘洗净，剪成小块；鸡蛋打入碗中，搅匀。将蒂盘放入锅中，加清水 1500 毫升（约 6 碗水量），大火煮开后转小火煮 1.5 小时，倒出煎汁，大火煮沸后，倒入鸡蛋，放入冰糖，再煮约 10 分钟即可。此为 1~2 人量。

甄氏语录

育龄青年究竟可不可以吃葵花子？

有人认为葵花子中的蛋白含有抑制睾丸成分，能引起睾丸萎缩，影响正常的生育功能，故育龄青年不宜多食；但也有人认为葵花子中蛋白质含有精氨酸，精氨酸是制造精液不可缺少的成分，故处在生育期的男人，每天食用一些葵花子对身体是非常有好处的。此两种说法尚未有研究定论。葵花子本就不宜多吃，多食易上火、口舌生疮，但葵花子杀虫、平降肝阳作用是明确的，因此肝旺的育龄青年少量食用葵花子是没问题的。

百年传承的食疗秘方

方二 凉拌芹菜

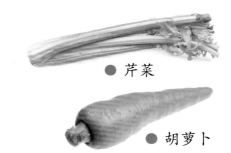

● 芹菜

● 胡萝卜

材料	芹菜	550 克
	胡萝卜	60 克
	花生	80 克
	麻油、芝麻	适量
	醋、精盐	适量

功效 养阴平肝降阳。

烹制方法 将各物洗净，花生浸泡约 1 小时，加适量清水煎煮约 20 分钟，捞起沥干水备用；芹菜切小段，胡萝卜切细丝；芹菜、胡萝卜放入沸水中焯熟捞出，控干后与花生一同放入锅中，加入适量麻油、芝麻、醋、精盐拌匀即可。此为 3~4 人量。

方三 菊花白芍饮

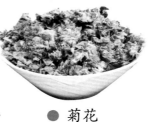

● 菊花

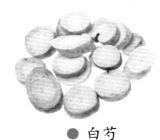

● 白芍

材料	菊花（干品）	3 克
	白芍	10 克
	红枣（去核）	3 枚
	冰糖	适量

功效 养肝阴，平肝火，止眩晕。

烹制方法 各药洗净后，放入锅中，加适量清水，煎煮约 30 分钟，根据个人口味调入冰糖，代茶饮用。此为 1 人量。

方四 夏枯草瘦肉汤

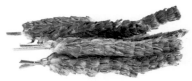

● 夏枯草

材料		
猪瘦肉	250 克
夏枯草	5 克
生姜	2~3 片
精盐	适量

功效 平肝清热，疏肝解郁。

烹制方法 猪瘦肉洗净切片；夏枯草洗净装入纱布袋中。一同放入锅中，加清水 1500 毫升（约 6 碗水量），武火煮沸后转文火炖煮至肉熟烂，弃去药袋，加入精盐调味即可。此为 2~3 人量。

方五 天麻钩藤鱼头汤

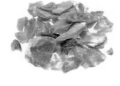

● 石决明

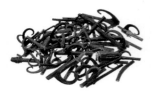

● 钩藤

材料		
鳙鱼头	1 个（约 700 克）
天麻	10 克
钩藤	15 克
石决明	15 克
生姜	3~4 片
精盐	适量

功效 平肝潜阳，止眩晕。

烹制方法 鳙鱼头洗净，对半切开；药物洗净，装入纱布袋中。鱼头、药袋、生姜一同放入锅中，加清水 2000 毫升（约 8 碗水量），大火煮沸后转小火煮至鱼头熟，汤变乳白色，加入适量精盐调味即可。此为 2~3 人量。

12 口腔溃疡，

反反复复，真的是上火了吗？

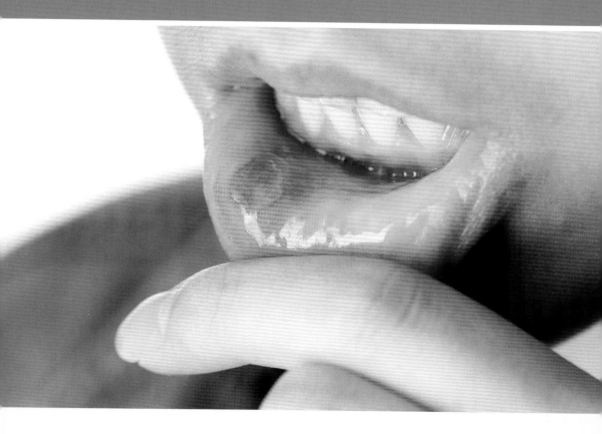

口腔溃疡反反复复，一般疲劳或熬夜后容易发作，疼痛轻微，伴有口干，心烦，睡觉也不好……

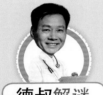

医 案

◆ 刘姨
◆ 女
◆ 58 岁

刘姨今年 58 岁，第一次来找德叔看病是因为她先生的痛风，当时痛得走不了路，后来是德叔的几剂中药搞定了，从此刘姨也成了德叔的忠实粉丝。刘姨反复口腔溃疡已有大半年了，时好时坏，这段时间还口臭，以为是上火，图方便自己买了一些清热解毒的中成药，还顿顿喝苦瓜汤，可谁知道越喝越难受，晚上也睡不好觉，近来声音嘶哑，又咳嗽，于是来找德叔求治。刘姨一进诊室，德叔便点点头道："面色青青，肯定是吃了很多寒凉的……"

德叔解谜

刘姨这个年龄段的口腔溃疡大多数都是假火点燃引起的，假火就是虚火，有人不明白虚火到底是什么火，中医认为虚火多是由阴虚引起的，最常见为肾阴虚，这一类人群越来越多，不仅局限于老人家，还有一些经常熬夜的学生及上班族。被虚火点燃的症状，除了口腔溃疡，还会出现心烦、经常失眠、手心足心发热等。刘姨误以为自己是上火了，服用很多清热解毒的苦寒之品，损伤脾阳，虚火不但没扑灭，反而又打击到脾阳。治疗上应温补脾阳，同时滋阴降火。服药第三天开始刘姨的声音嘶哑明显缓解，经过 1 周的治疗，口腔溃疡痊愈了，睡眠也好了很多。

甄氏语录

口腔溃疡，虚虚实实，真真假假还分不清

实火主要与饮食相关，如经常吃辛辣油腻之品，口腔溃疡好发的部位是口、唇、舌及齿龈多处，口疮周围红肿，疼痛，喜欢喝冰冻的，大便也是硬硬的；而虚火呢，反反复复、隔三岔五就会出现口腔溃疡，疼痛没那么明显，隐痛为主，主要与疲劳、休息不好或经常熬夜有关，以老年人群、熬夜加班的上班族、学生或经常有各种应酬的人为主。

预防保健

　　切忌"口腔溃疡＝上火"！这是一贯以来的观念。其实很多人认为口腔溃疡必定是上火导致，一旦口腔溃疡就自服清热解毒之品，如牛黄解毒片、牛黄上清丸、凉茶等药物，初起也许能缓解，但往往越治越严重。而且滥用抗生素是不对的，一定要在医生指导下规范合理使用抗生素，因为这个火有真假之分。德叔提到刘姨这个年纪的老人家口腔溃疡多数都是虚火导致的，这时候吃过于寒凉的食物、药物，不但灭不了这个火，还会引发其他症状。即使是实火也要弄清楚火有多旺盛，因为这个决定你要用多大的"灭火器"来消灭它，消灭力度既不能过大，也不能过小。

　　德叔建议刘姨千万不要熬夜，在广州不少老人家跟着年轻人一样生活作息，睡得很晚，其实是不对的，老人家精力不如年轻人，经常看电视看到很晚或入睡前一直玩手机刷朋友圈，深夜入睡，这无疑是给虚火加了点油，让这个火势烧得更旺。

　　刘姨平时不宜吃绿豆、苦瓜、青瓜、西瓜、番茄、梨等寒凉之品，也不能盲目吃助阳热性之品，如韭菜、羊肉、狗肉、龙眼、荔枝等。虚火导致的口腔溃疡，应该多补充银耳、百合、莲子、淮山、龟肉等补益滋阴之品。

◎ 实热：脾胃有热

对号入座

口渴，大便秘结等。口、唇、舌及齿龈多处生疮，周围红肿，疼痛较甚。

方一 橄榄甘蔗饮

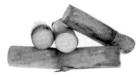

● 甘蔗

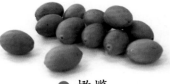

● 橄榄

材料

橄榄	4 枚
甘蔗	150 克

功效

清热解毒生津，消积化痰。

烹制方法

将各物洗净，甘蔗削皮，切成小块，与橄榄一起放入锅中，加入适量清水煎煮 30 分钟，代茶饮。此为 1 人量。

方二 蒲公英绿茶饮

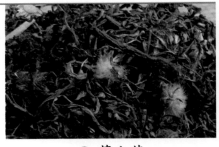

● 蒲公英

材料

蒲公英	5 克
绿茶	10 克

功效

清热泻火解毒。

烹制方法

将各物洗净，两者放入锅中加入适量清水，煎煮约 30 分钟，代茶饮。此为 1 人量。

(2) 虚热：阴虚火旺

对号入座

溃疡，反复发作，溃疡周围颜色淡红，隐痛，溃疡数量较少等。

方一 牛膝石斛大枣饮

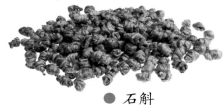

● 石斛

材料		
牛膝		15克
石斛		15克
红枣（去核）		3~4枚
冰糖		适量

功效 养阴清热，补益肝肾。

烹制方法 将各物洗净，放入锅中，加入适量清水煎煮约40分钟，代茶饮。此为1人量。

方二 黑豆麦冬粥

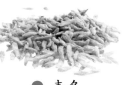

● 麦冬

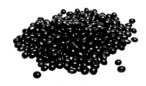

● 黑豆

材料		
黑豆		30克
麦冬		15克
粳米		100克

功效 滋阴降火，清热生津。

烹制方法 先将黑豆放入温水中浸泡约半天，粳米淘洗干净后与清洗好的麦冬、黑豆一起放入锅中，加入适量清水煮至粥成即可。此为1~2人量。

百年传承的食疗秘方

百年传承的食疗秘方

方三 双耳蒸鸡蛋

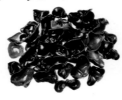 

● 黑木耳　　　　● 白木耳

材料

白木耳（干品）	10 克
黑木耳（干品）	10 克
鸡蛋	3 只
生姜	2~3 片
精盐	适量

 功效 滋阴润燥。

烹制方法 将白木耳、黑木耳稍浸泡，剁碎；生姜切成丝，备用。白木耳、黑木耳与鸡蛋一起搅拌均匀，加入适量清水，再放入姜丝、精盐适量，隔水蒸 30 分钟即可。此为 2~3 人量。

方四 生地石斛煲瘦肉

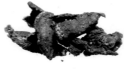 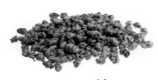

● 生地　　　　● 石斛

材料

生地	10 克
石斛	10 克
猪瘦肉	200 克
生姜	3~4 片
精盐	适量

 功效 滋阴清热、降火敛疮。

烹制方法 将生地、石斛稍浸泡，猪瘦肉洗净切成小块，与生姜一起放入锅中，加清水 1750 毫升（约 7 碗水量），武火煮沸后改为文火煲 1.5 小时，加入适量精盐调味即可。此为 2~3 人量。

13

唇炎，

嘴唇越舔越痒，还经常起皮，仅仅是干燥吗？

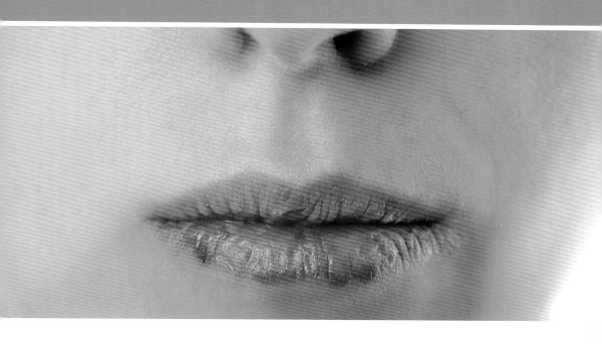

 嘴唇起皮，瘙痒难忍，时不时还会红肿，总是习惯性添嘴，反反复复发作，往往季节变化时会更严重。

医案

◆ 小陈

◆ 女

◆ 9 岁

小陈今年 9 岁，从她 5 岁那年开始就有经常舔嘴唇的嗜好，每次舔嘴妈妈就开始唠叨，起初并没有在意，可是有一天小陈放学回家就跟妈妈讲嘴唇痒，痒得难受，妈妈一看小陈的嘴唇红肿明显，还起皮，于是带她去医院，医生说是唇炎，开了点药膏涂了几天，症状完全消失了。但随后不久又复发，辗转多家医院治疗，每次服药后多多少少都能缓解，但停药不到一个月就会再次复发。小陈近来又开始出现嘴唇瘙痒伴有红肿、干燥、起皮，不愿意吃东西，经常说口干口渴，于是小陈的妈妈通过朋友介绍，带宝贝女儿来找德叔求治。

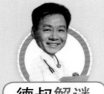

德叔解谜

脾"在窍为口，其荣唇也"，《灵枢·五阅五使》亦云："口唇者，脾之官也。"嘴唇和脾的关系非常密切，脾有个功能叫升清，就是我们平时吃的饮食，要通过脾的正常运动来输布，这些营养物质上承于唇，濡养唇部，则唇光泽无病。德叔认为小陈发病关键在于脾，脾虚不化精微，唇失所养所致。治疗应祛风燥湿、健脾渗湿止痒并举。服药 4 天后，小陈嘴唇红肿、瘙痒明显缓解，间断门诊治疗了 3 个月，至今未复发。

温馨提示

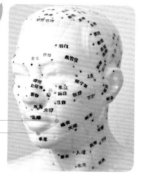

地仓穴
承浆穴

承浆穴： 位于面部，当颏唇沟的正中凹陷处。

地仓穴： 位于面部，口角外侧，上直对瞳孔。

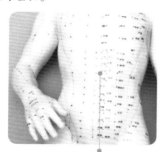

中脘穴：

位于上腹部，胸骨下端和肚脐连接线中点。

预防保健

小陈必须纠正舔唇、咬唇等坏习惯，若嘴唇干裂，尽量选择添加刺激性成分少的无色唇膏涂抹来缓解，或用棉签将香油或蜂蜜涂抹到嘴唇上，可以起到很好的保湿滋润作用。平时要少食辛辣刺激、肥甘厚味之品；外出时遇到风沙过大，要戴口罩及纱巾，避免长时间的日光暴晒等。

德叔建议小陈要坚持每天用食指指腹按揉承浆穴、地仓穴、中脘穴，每次按揉 80~100 次。承浆穴具有生津敛液、舒筋活络之效。地仓穴位于面部，地，脾胃之土；仓，五谷存储聚散之所。中脘穴是身体中一个重要的交会穴道。三者一起按揉具有健脾益气除湿之效。

平时可以用生地榆、马齿苋各 10 克煎水，用纱布取液湿敷于唇部及身体皮疹处。还可以用徐长卿 30 克、白薇 20 克，煮水涂抹于患处，每日 2~3 次，可以疏风解热，行气活血。

甄氏语录

唇炎哪些食物碰不得？

芒果、菠萝、荔枝、牛肉、羊肉、虾、螃蟹、辣椒、胡椒等。

方一 薏苡仁麦芽饮

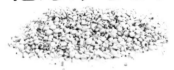

● 薏苡仁

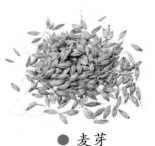

● 麦芽

材料

薏苡仁	20 克
麦芽	20 克
冰糖	适量

功效 祛湿健脾和胃。

烹制方法 将各物洗净，放入锅中加适量清水，煎煮约 30 分钟，加适量冰糖，代茶饮。此为 1 人量。

方二 沙参玉米煲猪皮

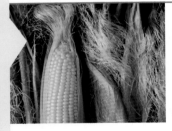

● 玉米

● 沙参

材料

沙参	15 克
玉米	1 根
猪皮	250 克
红枣（去核）	5 枚
生姜	3~5 片
精盐	适量

烹制方法 将沙参洗净稍浸泡，玉米洗净，切成小块，猪皮洗净，切成小块，与生姜、红枣一起放进瓦煲内，加入清水 1750 毫升（约 7 碗水量），武火煮沸后改为文火煲约 1 小时，调入适量的精盐即可。此为 2~3 人量。

功效 补中益气，健脾消食。

方三　赤小豆煲鲫鱼

  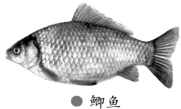

材料		
赤小豆	20 克
鲫鱼	1 条
生姜	3~5 片
食用油	适量
精盐	适量

● 赤小豆　　　　● 鲫鱼

功效 健脾祛湿消肿。

烹制方法 赤小豆洗净，提前一晚浸泡，鲫鱼除去鱼鳞、鱼鳃和内脏，刮去鱼肚壁上的黑膜，冲洗干净后晾干鱼身表面，再将鲫鱼与姜片一起放入锅中煎至微黄，与赤小豆一起放入砂锅中，加清水 1500 毫升（约 6 碗水量）武火煮沸后转小火煲约 1.5 小时，放入适量精盐即可。此为 2~3 人量。

方四　百合薏苡仁绿豆汤

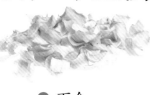 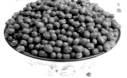

材料		
百合（干品）	15 克
薏苡仁	15 克
绿豆	20 克
芡实	15 克
山药（鲜品）	100 克
冰糖	适量

● 百合

● 绿豆

功效 健脾祛湿，清热解毒。

烹制方法 将各物洗净，薏苡仁、绿豆用温水浸泡约半天，与百合、芡实、山药一起放入锅中，加适量清水，武火煮开后转文火，熬至烂熟后加适量冰糖，煎煮片刻，待冰糖融化即可。此为 1~2 人量。

14 甲状腺结节，
这些一粒粒的小"东东"，最喜欢找脾气不好的人

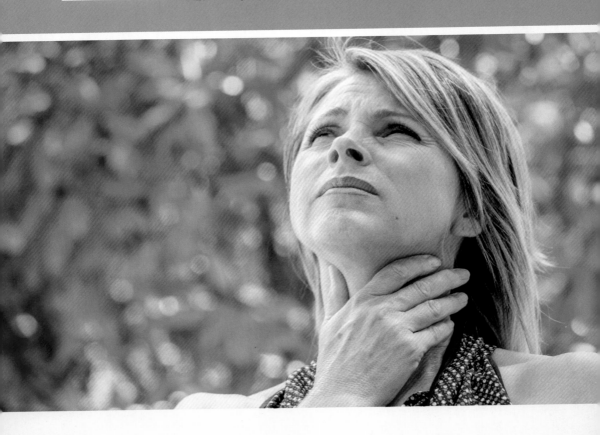

脖子粗，胀胀的，喉咙老是觉得有点痰，睡觉不太好，还时不时地烦躁或心慌慌等，但有些人并没有觉得不舒服，一做体检，问题就来了。

医　案

◆ 关先生
◆ 男
◆ 49 岁

关先生自从 2005 年单位体检时发现了甲状腺结节，听医生的建议每年都会定期复查。但去年 4 月份时，他发现脖子变粗了好多，复查说甲状腺结节变大了，而且还有新长的小结节。半年后再次复查，结节一次比一次大，最大的有 42×26（毫米）了，近来还总觉得颈部发胀，吃点煎炸食物或饮酒或熬夜后脖子就会有肿胀感，喉中痰多，出汗多，还有点烦躁。关先生很担心，便急忙找到德叔。

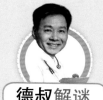

德叔解谜

甲状腺结节属于中医"瘿病"范畴，在大众印象中，瘿病是由缺碘引起的，但现在看来却多是由情志内伤所致。怒伤肝，思伤脾，忧思恼怒日久，则致肝脾两伤，肝伤则气滞，脾伤则生痰湿，痰湿与气滞交阻，血液运行道路被堵，变得不通畅形成血瘀。久而久之，痰气瘀胶结于甲状腺，便形成了结节。若结块久聚不散，或邪气郁而化火，煎灼津液，使津液亏虚，或耗伤人体正气，引起气虚。治疗上当软坚散结，同健脾理气解郁并用。服药 2 个月后复诊，关先生汗多、颈部发胀不适明显改善，予以加强滋阴散结之力，经过 3 个月的治疗后甲状腺结节较前缩小，也没那么烦躁了。

预防保健

德叔常说，中医有句老古话叫"气生百病"，所以，要战胜甲状腺疾病，首先要做到的就是避免不良情绪，保持良好的心态。甲状腺疾病患者可以在早上一睁眼，心里就默想："今天会有个好心情……"让自己怀着愉悦的心情开始每一天。

每天临睡前可以做 10 分钟的调息放松。具体做法如下：端坐排除杂念，尽可能地深深吸一口气，然后缓慢地把气一点点呼出，使繁杂的心态平静下来，机体得到放松休息。甲状腺疾病还与不良生活习惯和行为方法有关，如高强度的工作、劳累紧张、熬夜等，因此，减压减负、形成规律的生活习惯等对甲状腺疾病的康复很有必要。

平时还可以按揉天突穴、太冲穴、丰隆穴。具体操作：用拇指指腹由浅及深逐渐加力按压，按至有酸胀感时，改为揉按穴位，三穴交替进行，每穴约 5 分钟，每天 1~2 次。

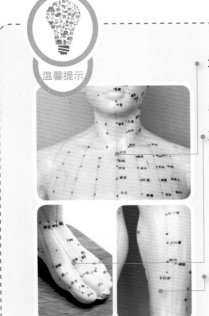

温馨提示

天突穴：仰靠坐位取穴，位于颈部，当前正中线上胸骨上窝中央。功擅通畅，可理气解郁，祛痰散结。

太冲穴：为人体足厥阴肝经上的重要穴道之一，位于足背侧，第一、二跖骨结合部之前凹陷处。有疏肝解郁之效，按揉此处可以疏解人的情绪。太冲穴在足部的反射区为胸部，若伴有胸闷者按压此穴，胸闷也可以得到改善。

丰隆穴：位于人体小腿前外侧，外踝尖上八寸，距胫骨前缘二横指（中指），为健脾祛痰要穴。

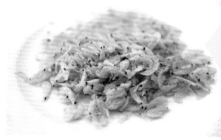

方一 紫菜蛋花汤

● 虾皮

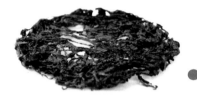

材料	紫菜	20 克
	鸡蛋	2 只
	虾皮	10 克
	生姜	2~4 片
	葱白	1 根
	精盐	适量
	食用油	适量

● 紫菜

功效 软坚散结，滋阴润燥。

烹制方法 鸡蛋打散，将蛋液放入小碗备用；葱白、生姜切末；待锅热后倒食用油，炒香葱末、姜末，倒入适量清水，放入虾皮紫菜，武火滚沸后淋入蛋液，并用勺子背贴着锅底朝一个方向轻轻搅拌，搅拌均匀即可关火，放入适量精盐即成。此为 2 人量。

甄氏语录

海带、海藻、紫菜、发菜等含碘量较高，若确诊是由缺碘引起的单纯性甲状腺肿大，多食此类食物可以提高疗效；若属甲状腺功能亢进之症，则食用时需慎重，必要时咨询专科医生。

方二 佛手萝卜饮

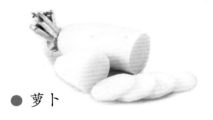

● 萝卜

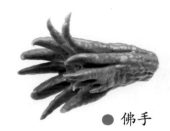

● 佛手

材料
新鲜佛手	1个
萝卜	250克

功效 疏肝清肝，化痰软坚散结。

烹制方法 佛手、萝卜洗净切块，榨汁频饮。此为3~4人量。

方三 玫瑰牡蛎煎

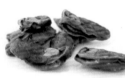

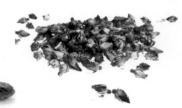

● 牡蛎肉　　　● 玫瑰花

材料
玫瑰花（干品）	10克
牡蛎肉（干品）	150克
生姜	3~4片
精盐	适量
芝麻油	适量

功效 消肿散结，软坚消瘿，滋阴养荣。

烹制方法 牡蛎干洗净，清水浸泡2小时备用。玫瑰花洗净，加清水750毫升（约3碗水量）煮约30分钟，取汁备用。将玫瑰汁、牡蛎肉与生姜同时入锅，煮约20分钟至汤汁浓缩，加入适量精盐、麻油。此为2~3人量。

百年传承的食疗秘方

方四　扁豆梅菜煸牛肉

材料	扁豆	150 克
	梅菜干	60 克
	牛肉	150 克
	大蒜	3~5 瓣
	精盐	适量
	食用油	适量
	生抽	适量

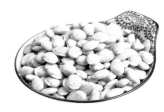

● 扁豆

功效　健脾益气，开胃化痰。

烹制方法　将开水倒入梅菜干中泡发备用；扁豆用温水浸泡约半天，洗干净捞出；牛肉切薄片；大蒜去皮拍碎。烧锅倒油烧热，放大蒜、扁豆炒香后，放入梅菜干翻炒 1 分钟，再放牛肉，加适量生抽、精盐，中火焖 10 分钟（其间要搅一搅，以免糊锅）。此为 2~3 人量。

15 胃痛，
全靠这几招

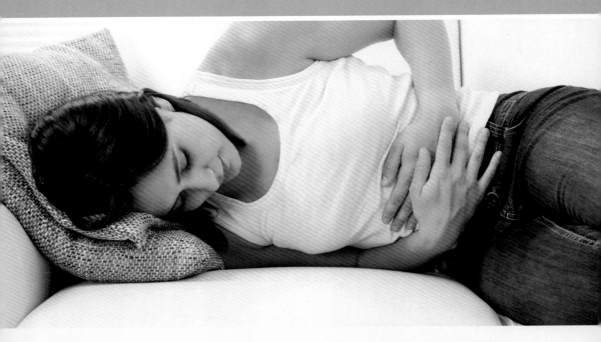

（1）有一种胃痛，就是被气出来的

肝郁气滞
对号入座

胃痛，胃胀，经常打呃，有时候会泛酸水，脾气大，容易烦躁等。

医案

◆ 雷姨
◆ 女
◆ 52 岁

雷姨今年 52 岁，胃痛 10 年了，多次就诊于省内外的多家医院，诊断为慢性胃炎，吃了不少药，每次吃完药都会舒服一些，但过不了几天胃痛又来了。去年开始来广州带小外孙，小家伙很调皮，动不动就惹雷姨发火，一发火这胃痛便会加重。雷姨觉得自己近来越发像吞了火药一般，稍有不顺心，坏脾气就不由自主地炸开。雷姨闲暇时从报纸上看到德叔治疗胃痛有一手，便赶忙找到德叔，刚一坐下便急冲冲地说："这可怎么办？我时常会觉得胃部胀痛，经常打嗝，吃饭也不香，还会有口干，有时候胁肋部也会有胀胀痛痛的。"

德叔解谜

肝气有疏通、畅达全身气机的作用，气机流行通畅，人的心情才能舒畅，既无亢奋，也无抑郁，脾胃才能平和而正常地运作；忧思恼怒或者熬夜等损伤了肝，气机运行失常，若上逆犯心及头脑则会使人烦躁易怒，亢奋激动；若横逆侵犯脾胃，则会引起脾胃气机不畅；"不通则痛"，引发胃痛。脾胃主管运化饮食物，脾胃气机不畅，运化作用减退，饮食积滞于胃中，既可以导致胃口差、打呃、胃脘胀满，也会加重气机的阻滞，加重胃痛。治疗上当畅达肝气，消食和胃止痛。雷姨服药 1 周后，胃痛便明显缓解，继续门诊调理 3 周，10 年的老毛病便再也没有复发了。

甄氏语录

如何预防幽门螺杆菌感染？

幽门螺杆菌是一种能感染胃和小肠的细菌，消化道溃疡、胃炎或胃癌与其有一定关联。幽门螺杆菌感染在没有清洁、安全食物的发展中国家更为常见，预防需要做到饭前便后洗手；食用烹饪过或安全保存的食物；只喝干净、安全的饮用水。若已感染，则需前往医院评估是否需要杀菌治疗。

温馨提示

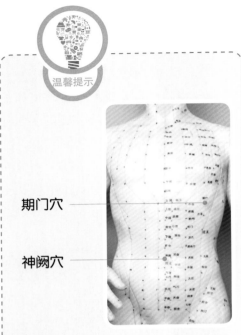

期门穴

神阙穴

期门穴： 位于胸部乳头直下第6肋间隙，前正中线旁开4寸，具有疏肝解郁，理气止痛之效。

神阙穴： 位于肚脐中央，是人先天真息的唯一潜藏部位，为长寿大穴，胃病患者于此处做药物贴敷，可使药物直达病灶。

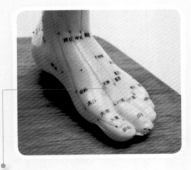

太冲穴： 位于足背侧，第一、二跖骨结合部之前凹陷处，可平肝降气。

德叔建议雷姨平时饮食要定时定量，不要等到饿了才吃，需要主动进食，让肠胃可以有规律地活动。吃的时候要注意食物的温度，如果温度不适合，过烫或过冷，进入胃中之后都会刺激胃黏膜；同时要细嚼慢咽，咀嚼的次数愈多，随之分泌的唾液也愈多，能够促进消化，对胃黏膜有一定的保护作用。

对于雷姨这种胃痛，更重要的是保持心情舒畅，不要总是生闷气或发火，发脾气后不宜立即吃东西，应待怒气消散后方可进食。平时应多听一听舒缓的音乐，如钢琴曲、轻音乐，再配合穴位按摩。可以用大拇指或食指指腹按揉期门穴、太冲穴，有酸胀感为度，每次按揉约5分钟，每天2次，具有平肝降逆气、疏解肝郁之效。

也可以采用穴位贴敷疗法，选取仙人掌一片（约50克），檀香10克，将仙人掌去刺捣烂（去刺时要格外小心），檀香磨粉，两者混合搅匀成膏状，贴于神阙穴及期门穴，直径约2厘米，外覆无菌纱块，用胶布固定，天热每日更换，天冷时隔日更换，可清泻肝火而止胃痛。

① 肝气犯胃，胃虚不甚

对号入座

胃胀，胃痛，嗳气后可稍微缓解，平素易急躁，遇烦恼或发脾气后胃痛发作或加重，大便偏干等。

方一 玫瑰佛手饮

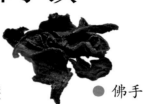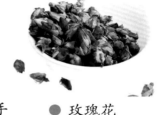

● 佛手　　● 玫瑰花

材料

| 玫瑰花（干品） | 5 朵 |
| 佛手（干品） | 10 克 |

功效

疏肝理气，和胃止痛。

烹制方法

玫瑰花、佛手放入砂锅中，加入适量清水，武火煮沸后改为文火煎煮 15 分钟，代茶饮。此为 1 人量。

方二 绿豆橄榄饮

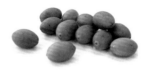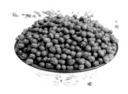

● 鲜橄榄　　● 绿豆

材料

绿豆	15 克
鲜橄榄	10 个
橙子	1 个

功效

滋阴养胃，清热泻火。

烹制方法

橄榄洗净去核，绿豆洗净，用温水浸泡约半天，一同放入锅中，加适量清水，武火煮沸后转文火煎煮至绿豆熟透，取汁 300 毫升，将橙子洗净去皮榨汁加入上汁中，分次饮用。此为 1~2 人量。

百年传承的食疗秘方

② 肝气犯胃，食滞明显

胃脘胀痛，怕按压，胃口不好，泛酸水，急躁易怒，大便酸臭等。

百年传承的食疗秘方

金橘根谷芽老鸭煲

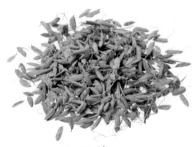

● 谷芽

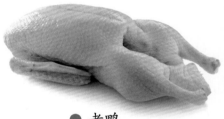

● 老鸭

材料		
金橘根	20 克
谷芽	15 克
麦芽	15 克
老鸭	400 克
生姜	3~4 片
精盐	适量

功效　清肝疏肝，理气解郁，消食止痛。

烹制方法　老鸭洗净切块，与金橘根、谷芽、麦芽共入锅，加清水 2000 毫升（约 8 碗水量），武火煮沸后改为文火煲 1.5 小时，放入适量精盐调味即可。此为 2~3 人量。

③ 肝气犯胃，胃虚显著

对号入座

> 胃痛或胃胀，每因情绪波动而加重，食少，泛酸，面色萎黄，气短懒言，疲倦乏力等。

百年传承的食疗秘方

方一　合欢花红酒鸡

材料		
合欢花	50 克（干品 15 克）	
红酒	10 毫升	
鸡胸肉	400 克	
生姜	2~3 片	
食用油	适量	
精盐	适量	

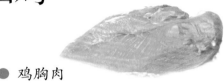

● 鸡胸肉

功效　疏肝解郁，理气和胃。

烹制方法　合欢花洗净；生姜切细丝；鸡胸肉洗净，切成薄片。用油煸炒鸡胸肉至微黄，加入红酒、合欢花、姜丝翻炒几下，再加适量精盐炒熟即可，佐餐食用。此为 2~3 人量。

方二　疏肝和胃粥

材料		
小麦	15 克	
素馨花（干品）	5 克	
银鱼干	20 克	
大米	100 克	
精盐	适量	

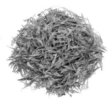

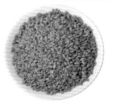

● 素馨花　　● 小麦

烹制方法　先将小麦、素馨花、银鱼干、大米分别洗净；小麦放入锅中，煎煮约 30 分钟，取汁备用。各食材一同放入锅中，加入小麦汁，再加入适量清水，煮至米烂粥成，调入少量精盐，趁热食之。此为 1~2 人量。

功效　疏肝理气，健脾和胃。

(2) 胃寒痛，得温痛减，喜欢喝热饮

脾胃虚寒
对号入座

> 胃痛，喜欢吃温的热的，稍微吃一点凉的就受不了，总觉得口淡淡的，大便烂……

医 案

◆ 黄姨

◆ 女

◆ 60 岁

◆ 退休

黄姨个子不高，身形微胖，讲话总是低声细语的。她胃痛有 5 年了，吃一点点东西便会觉得胃总是胀胀的、疼痛，还经常打嗝。黄姨这几年都不敢喝凉的，稍微吃点凉的东西胃就受不了，无论是炎热的夏天，还是寒冷的冬天，她都会随身携带小保温杯，还经常觉得头晕、疲倦，夜里也睡不好，容易醒，大便偏烂。到医院查胃镜，说是慢性浅表性胃炎，前前后后还吃了不少中药西药，见效不大，实在很烦人，黄姨女儿便带着妈妈找到德叔。

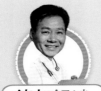

德叔解谜

黄姨的毛病中医称为"胃痛"，但却与上篇所讲的胃痛有着不同的病因。黄姨的胃痛是因为脾胃虚寒，寒冷之气裹于脾胃，使脾胃无法得到气血的温养，再暴饮暴食或不按时吃饭，食物积滞于脾胃，使气机阻滞不通，不通则痛。治疗当以温散脾胃之寒，理气和胃止痛为主。吃了 7 剂药后，黄姨的胃痛就缓解了，胃口好了起来，大便也成形了。

甄氏语录

看了这两篇关于胃痛的文章，您知道怎么辨别您属于哪种证型了吗？如果是胃痛，以胀痛为主，胃痛的发作与情绪密切相关，那么胃痛就是肝气犯胃引起，就可以用上篇中所推荐的保健方法；如果胃痛不甚，隐隐作痛，喜欢温暖，蜷卧，容易疲劳，那么就可以参考本篇方法。

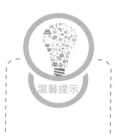

温馨提示

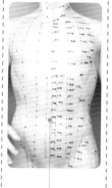

神阙穴： 位于肚脐中央，在此处艾灸可将初生之阳坚固在体内，慢慢生发，为体所用。

预防保健

如何保养脾胃阳气呢？德叔建议黄姨"功在平时"，平时饮食要注意少食生冷，禁饮凉茶，适当进补，多晒太阳，适度运动。空闲时间可以选择使用艾灸，温阳补气、温中散寒，从而提高机体的抗寒和抗病能力。建议艾灸神阙穴，以肚脐为中央，沿着肚脐周围熏灼腹部，燃艾时尽量贴近肚脐，但不要烫到皮肤，距离皮肤2~3厘米为宜，有温热的感觉即好，每次灸约10分钟，隔日1次。

美食虽好，但太过于油腻和暴饮暴食对身体不好。德叔建议，像陈姨这样平时脾胃虚弱的人，应做到吃喝有度，避免过饱；注意荤素搭配，多吃一些蔬菜、豆制品及菌类等食物；选择用蒸、煮、炖等方法烹调的菜肴，避免煎炸食品；选择一些粗粮制品，做到粗细搭配，有利于合理摄取营养素。

另外在晨起或睡前，可以进行腹部按摩。具体操作方法：排空小便，仰卧位，双膝屈曲，全身放松，左手按在腹部，手心对着肚脐，右手叠放在左手上，先顺时针方向绕脐揉腹50次，再逆时针方向按揉50次。按揉时，用力要适度，精力集中，呼吸自然。摩腹可以促进胃肠蠕动，促进消化、吸收和排泄。

胃痛发作时，可以用药熨法。选用干姜30克，吴茱萸50克。将干姜切片与吴茱萸同入锅中炒热后装入布袋中，熨烫胃区，可达到很好的止痛效果。

方一 五香山药鸡

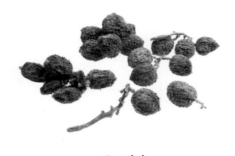

● 砂仁

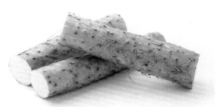

● 山药

材料		
公鸡	半只（约450克）
山药	1根（约300克）
干姜	5克
砂仁	5克
花椒、小茴香	各3克
精盐	适量

功效 补脾祛寒，理气止痛。

烹制方法 公鸡洗干净切块，山药刮皮切块，其余药材装入纱袋，共置砂锅内，加清水2500毫升（约10碗水量），大火煮沸后转小火煨炖至肉烂，加适量精盐调味，吃肉饮汤。此为3~4人量。

方二 高良姜粳米粥

材料
高良姜	15 克
粳米	100 克

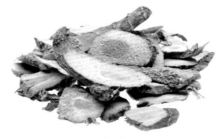
● 高良姜

功效 温中止痛。

烹制方法 先煎高良姜，去渣取汁，将煎汁与粳米一同放入锅中，煮至米烂粥成。此为 1 人量。

方三 当归红枣煲牛肉

材料
当归	10 克
红枣（去核）	4 枚
牛肉	250 克
生姜	2~3 片
胡椒粉	适量
精盐	适量

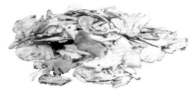
● 当归

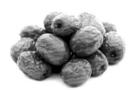
● 红枣

功效 温中散寒，益气补虚。

烹制方法 当归、红枣洗净，稍浸泡。牛肉洗净，切成块。把牛肉翻炒至两面微黄，与生姜一起放进瓦煲内，加清水 1750 毫升（约 7 碗水量），再放入当归、红枣，武火煲沸后改为文火煲 1.5 小时，加精盐、胡椒粉适量即可。此为 1~2 人量。

方四　陈皮熟普茶

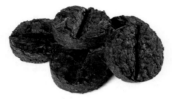

● 普洱茶

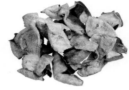

● 陈皮

注意
应尽量避免空腹饮用。女性生理期及孕妇不宜。

材料

普洱茶（熟茶）	10 克
陈皮	3 克

功效　温中健脾，消食顺气。

烹制方法　取茶叶、陈皮一起放入壶中冲泡，第一泡应为洗茶。洗茶时间不宜过长，以 2~3 秒为佳；再根据个人口味不同自行掌握冲泡时间。此为 1 人量。

方五　乌龟肉炖猪肚

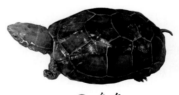

● 乌龟

材料

乌龟肉	200 克
猪肚	200 克
胡椒	10 粒
精盐	适量

功效　补中益气，健脾胃。

烹制方法　将乌龟肉切块，猪肚洗净切作小块，与胡椒共放锅内加水、加盐，武火煮开后转文火，炖煮至肉烂，每日 3 次。此为 2~3 人量。

16 痛风，
贪吃引发，痛起来不可小觑

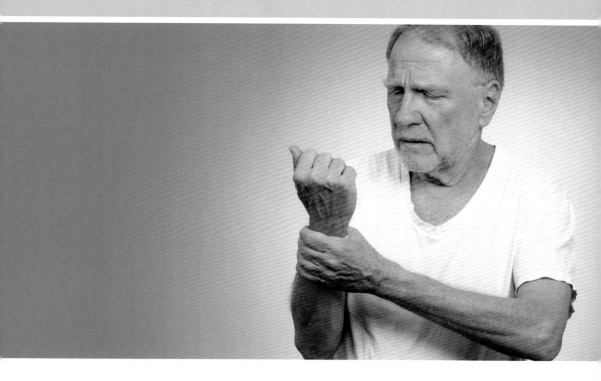

（1）有一种痛，就是吃出来的

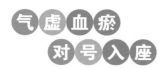

整天大鱼大肉，又很喜欢吃海鲜、喝啤酒……突然有一天关节红肿、热痛找上门来，疼痛难忍，苦不堪言……

何先生患痛风已有三年多了，每次发作的时候双踝关节红肿热痛，严重时甚至连路都走不了。何先生以前很喜欢吃海鲜、喝啤酒，但自从确诊为痛风后，平时便很注意饮食，不过去年年底应酬多，一不注意痛风又开始频繁发作了。打听到德叔治疗痛风也有一手，于是找到德叔。当何先生坐着轮椅被推进诊室时，德叔卷起他的裤脚一看，只见他双踝关节又红又肿。详细询问病史得知，何先生此前吃过消肿止痛的药物，疼痛虽能缓解，但易反复，这段时间又开始出现胃口差、腹胀、大便稀烂等。

德叔解谜

何先生患"痛风"有多种原因，但多数是因生活条件和饮食结构变化，引起的长期嘌呤代谢紊乱，尿酸合成增多或排出减少所致。中医认为是因为何先生平时饮食不节，喜欢吃肥甘厚腻之品，这些食物的共性是会增加脾胃负担，脾胃无法正常运化水湿，致痰湿内生，久而久之，湿邪堆积在里面化热，再因调摄不慎，外感风湿之邪，便引起风湿热留滞于经络、骨关节。又因反复发作，病程长，病邪使气血流通不畅，出现血瘀，这些瘀又阻碍脉络，使经络通行不畅。治疗上单以祛风除湿、清热解毒之法难以收效，当兼顾通络，调和气血。服用3剂中药后，何先生双脚肿痛基本消失，又坚持治疗了一段时间，加之严格的饮食控制，近一年来，痛风再也没有发作过。

甄氏语录

老火汤，你真的了解它吗?

对于高尿酸及痛风患者来说，老火汤是头号"杀手"。老火靓汤，火候足，肉类、鱼类等蛋白质丰富的食材，经过长时间煲煮后，产生很多嘌呤溶解于汤中，所以这类患者如果饮用，不仅加重病情，甚至可能引起肾脏损害。且老火汤经过长时间煲煮，食材中很多营养成分都遭到破坏，煲得越久蛋白质变性越厉害，维生素被破坏得越多，汤里营养并不是很丰富，所以妈妈们不能把喝老火汤当作补充孩子营养的最佳方法，而且煲汤关键在于时间，一般是以煲 1.5~2 小时为宜。

预防保健

痛风也是"富贵"病的一种。古代帝王将相、达官显贵，终日山珍海味，吃喝玩乐，故有"肥甘厚味，足生大疔"之说。何先生要想减少痛风发作，德叔建议应从控制饮食做起，对于大部分患者，痛风的发作都是"嘴馋惹的祸"。平时应少吃含高嘌呤食物，如沙丁鱼、海鳗以及各种动物内脏、啤酒、火锅、浓汤、老火靓汤，及中等量嘌呤的食物，如鱼虾类、贝壳类、菠菜、蘑菇、香菇、花生米、扁豆等。可多吃一些含碱类的食物，因为尿酸在酸性环境中容易结晶析出，而在碱性环境中容易溶解。

适当增加运动量，但不可做剧烈的运动，可以选择散步、游泳、太极拳等运动，这些运动的活动量较为适中，时间较易把握，只要合理分配体力，既可以起到锻炼身体的目的，又能防止高尿酸血症；在运动过程中，要做到从小运动量开始，循序渐进，关键在于坚持不懈；运动时间不宜过长，运动过程中要注意休息、调整体力，同时要多喝水补充体内水分，最好喝苏打水、碱性水，不宜喝浓茶或咖啡。

如果出现痛风急性发作，可以使用中药熏洗局部关节，通过温热刺激，使足部毛孔开放，药液透过皮毛而直接作用于穴位、经络。具体方法：威灵仙 30 克，海风藤 30 克，黄柏 30 克，加水煎煮 1 小时，倒出药汁，再加温开水 3000 毫升，倒入浴足盆中，双脚浸泡约 30 分钟，可以起到祛风除湿通络止痛之效。

甄氏语录

对老火汤欲罢不能怎么办？

如果禁不住诱惑，那么在煲老火汤时，猪、牛、羊、鸡等肉类要焯水，撇掉上面的沫，这些沫都是嘌呤的"集中营"；要严格控制饮用量，每顿不超过200毫升，大约一小碗量；还需要搭配新鲜蔬果或鲜榨果汁，使尿酸能及时排出体外。

酸碱性食物如何区分？

蔬菜、水果及大多数植物性食物都是碱性的。很多人认为柠檬、柑橘、杨桃等水果味酸，便归属于酸性食物，其实不然，因它们经代谢后，有机酸变成了水和二氧化碳，后者经肺呼出体外，剩下的阳离子占优势，仍属碱性食物；同理，肉、鱼、蛋类和米面虽无酸味，但代谢后产生的阴离子较多，仍属于酸性食物。

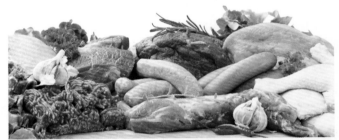

● **酸性食物**

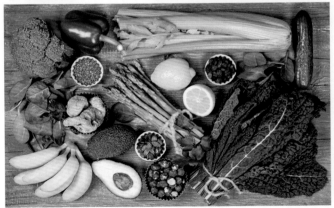

● **碱性食物**

方一 木瓜百枣饮

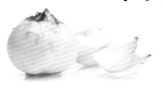

● 百合

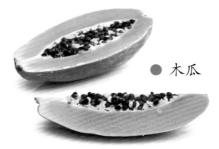

● 木瓜

材料		
百合（鲜品）	30克
木瓜（鲜品）	半个
红枣（去核）	5枚
冰糖	适量

功效 清热化湿，
通络止痛。

烹制方法 将木瓜去皮去籽，切块，与百合、红枣一同放入锅中，加适量清水，大火煮开后转小火继续煮30分钟，加适量冰糖即可。此为1人量。

方二 马齿苋薏苡仁粥

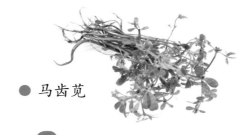

● 马齿苋

材料		
马齿苋（干品）	15克
薏苡仁	30克
粳米	200克
生姜	3~5片
精盐	适量

功效 清热利湿，消肿止痛。

烹制方法 马齿苋洗净切碎，薏苡仁洗净浸泡。粳米淘洗干净与薏苡仁、姜丝一同放入煲内，加清水1500毫升（约6碗水量）煮至稠烂，再加马齿苋、姜丝入锅，继续煮5~10分钟至马齿苋熟即可，加入适量精盐调味。此为1~2人量。

方三　玉米须老桑枝南瓜汤

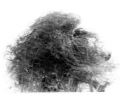

● 玉米须

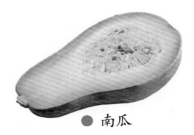

● 南瓜

材料

玉米须	10 克
老桑枝	20 克
薏苡仁	30 克
南瓜	250 克
冰糖	适量

功效 清热利湿，通络止痛。

烹制方法 各物洗净，南瓜切块，备用。玉米须、老桑枝、薏苡仁先放入锅中，加清水1500毫升（约6碗水量），煎煮1小时，将煎汁与南瓜块、冰糖一同放入锅中，文火煲至南瓜熟即可。此为2~3人量。

方四　忍冬藤薏苡仁粥

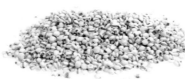

● 薏苡仁

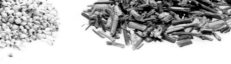

● 忍冬藤

材料

忍冬藤	15 克
薏苡仁	30 克
陈皮	5 克
大米	100 克

功效 清热利湿，通络止痛。

烹制方法 将各物洗净，薏苡仁稍浸泡，忍冬藤、陈皮放入锅中加适量清水煎煮30分钟取汁，大米淘洗干净后放入锅中，再放入薏苡仁和陈皮、忍冬藤汁，加入适量清水，武火煮沸后改为文火，煮至粥成即可。此为1~2人量。

(2) 风寒湿不可阻挡，
痛风又发作

风寒湿痹
对号入座

关节肿痛难忍，红肿不明显，用热水袋敷一敷，
疼痛可以缓解，若是受凉了，痛便更加严重。

医案

◆ 黄伯

◆ 男

◆ 63 岁

年过六旬的黄伯是痛风性关节炎的老病号。每次痛风一发，两个腕关节和左侧膝关节都会疼痛剧烈，犹如刀割或撕筋裂骨般痛苦，痛处不能触摸，连穿裤子都会疼痛难忍，发作时短则数小时，长则数天。辗转多家医院，中西药吃了个遍，贴过各种各样的止痛膏贴，但仍时好时坏。黄伯平时非常喜欢吃海鲜，近半年来痛风都没发作，于是忍不住在家又吃了海鲜，还喝了几杯冰镇啤酒，结果第二天双侧足大趾便开始疼痛难忍，左侧足大趾红肿明显，膝关节屈伸不利，勉强能弯曲膝盖，心想老毛病又犯了，马上拖着勉强能弯曲的膝盖来找德叔求治。

德叔解谜

现代人贪凉喜冷或久病形成阳气不足的体质特点，导致风寒湿痹阻于经络、骨节者也不乏见，黄伯的痛风就属于这一类。黄伯是土生土长的广州人，自小受岭南水土的影响，内湿偏重，容易感受外湿，又喜食海鲜等高嘌呤食物，饮用冰镇啤酒，便使风寒湿阻滞于经络、骨关节中，但黄伯又没管好嘴，便只能长期受疼痛折磨。治疗当以祛风寒湿、温通经络为主。"久经沙场"的黄伯半信半疑地回家煎服了第一剂中药，没想到马上就见效了！服完3剂中药后大部分症状便消失了。经过一段时间治疗，黄伯的痛风性关节炎发作次数逐渐减少了，近2年未再复发。

预防保健

　　黄伯这类痛风患者，德叔建议上篇所列的饮食注意事项仍应遵守；这类患者虽然平时会伴有痛处怕冷，得温则减，神疲乏力等症状，但也不宜吃一些刺激性食物，如辣椒、花椒、芥末等辛辣的调味料，以免加重关节疼痛。

　　如果出现痛风急性发作，冷痛不适，可以使用中药熏洗局部关节，通过温热刺激，使足部毛孔开放，药液透过皮毛而直接作用于穴位、经络。具体方法：桂枝 30 克，威灵仙 30 克，艾叶 30 克，加水煎煮 1 小时，倒出药汁，再加温开水 3000 毫升，倒入浴足盆中，浸泡疼痛关节 30 分钟。

　　平时还可以艾灸太溪穴、肾俞穴、关元穴、大椎穴，若有化热之象，关节处红肿者，加灸足三里穴、曲池穴。每穴灸约 5 分钟，以皮肤潮红为度，每周 3 次。通过穴位艾灸可以温通经脉，祛湿散寒，还具有补益肾气，增加排泄的功效。若有化热，仍可以选择合适的穴位艾灸，达至以热引热、使热邪充分外透、清热解毒的作用。

温馨提示

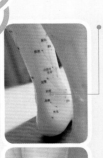

太溪穴： 位于足内侧，内踝后方与脚跟骨筋腱之间的凹陷处，可激发肾中阳气。

肾俞穴： 位于第二腰椎棘突旁开 1.5 寸处，可激发肾中阳气。

关元穴： 位于脐下三寸处，具有培元固本、补益下焦之功。

大椎穴： 位于第七颈椎棘突下凹陷中，可益气壮阳。

足三里穴： 位于小腿前外侧，当犊鼻下 3 寸，距胫骨前缘一横指（中指），为全身强壮要穴之一，具有调理脾胃、补中益气、通经活络、疏风化湿、扶正祛邪之功能。

曲池穴： 位于肘横纹外侧端，可转化脾土之热，燥化大肠经湿热。

方一　黑鱼木瓜煲

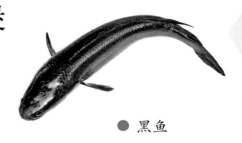

● 黑鱼

材料

黑鱼	1 条（约 500 克）
新鲜木瓜	半个
陈皮	3 克
生姜	3~4 片
食用油、精盐	适量

功效 健脾利水，清热祛瘀，止痹痛。

烹制方法 黑鱼洗净，切块；木瓜洗净，切块。在锅里放入食用油，滚油下鱼和生姜，把鱼块煎透，再把木瓜、陈皮放入锅中，加清水 2000 毫升（约 8 碗水量），武火煮沸后转文火煮 1.5 小时，再加精盐适量调味。此为 3~4 人量。

方二　赤豆薏苡仁陈皮粥

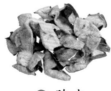

● 陈皮

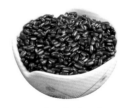

● 赤小豆

材料

赤小豆	30 克
炒薏苡仁	30 克
陈皮	3 克
生姜	2~3 片
粳米	100 克
冰糖	适量

功效 健脾祛湿，利水消肿。

烹制方法 赤小豆、粳米淘洗干净，用清水浸泡，与炒薏苡仁、陈皮、生姜一起放入锅中，加适量清水，武火煮沸后转文火煲至粥将成时，加入适量冰糖煮至粥成。此为 1 人量。

百年传承的食疗秘方

方三 丝瓜炒瘦肉

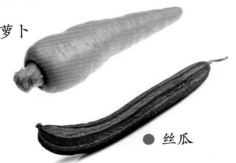

● 红萝卜

● 丝瓜

材料

红萝卜	200 克
丝瓜（鲜品）	200 克
猪瘦肉	200 克
生姜	3~4 片
食用油、精盐	适量

功效 健脾理气通络。

烹制方法 红萝卜、丝瓜、瘦肉洗净切条；生姜切丝。油锅热后，各食材一同放入锅中，翻炒至熟，再加适量精盐调味即可。此为 2~3 人量。

方四 土茯苓百合粳米粥

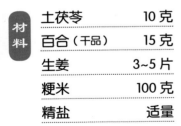

● 土茯苓

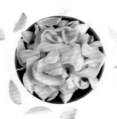

● 百合

材料

土茯苓	10 克
百合（干品）	15 克
生姜	3~5 片
粳米	100 克
精盐	适量

功效 通利关节，除湿通络。

烹制方法 各物洗净；土茯苓、百合稍浸泡；土茯苓装入药袋；生姜切丝。各食材一同放入煲内，加适量清水，武火煮沸后转文火煲至粥成，加入适量精盐，温热食之。此为 1 人量。

17 夜尿多，
一定是肾虚吗？

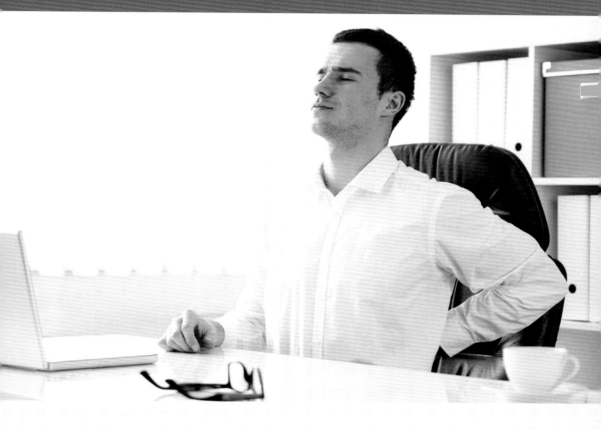

 主要症状 夜尿多，每晚都要起来无数次，腰酸，疲倦无力，怕冷，睡不好觉等。

医案

◆ 巢婆婆
◆ 女
◆ 72岁

古稀之年的巢婆婆患有帕金森病已经 5 年了。最近十分忧虑，前几年开始老是夜尿多，刚开始并没有在意，但半年前开始夜尿变得多得不得了，一晚上要起来七八次，特意控制饮水，也并没有缓解。频繁的夜尿不仅让自己基本没睡好觉，而且还经常吵醒老伴，巢婆婆又烦恼又内疚。为了这个"怪病"，巢婆婆也是操碎了心，到处找医生看病，吃了不少药，却似乎没什么效果。这真是让巢婆婆愁白了头。前不久，巢婆婆听朋友介绍，了解到德叔对治疗各种疑难杂症有独到的心得，于是就托子女在网上挂了号，来到了德叔的门诊。德叔认真地询问了巢婆婆的病史，得知除了晚上夜尿特别多之外，平时还比较怕冷，手脚冷冰冰的，出去散步也容易觉得累，胃口不怎么好，而且手脚关节也硬硬的，活动起来比较困难，还有点痛。

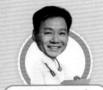

德叔解谜

巢婆婆七旬高龄，脏腑功能逐渐衰退，此时主要表现为肾阳虚、脾阳虚。肾阳虚就不能温脾阳，反之脾阳虚弱也不能温肾阳，同时，肾阳不足又影响膀胱的气化功能，故而出现小便频繁。但为什么偏偏出现在夜里呢？中医认为，白天属阳，夜间属阴，这类人身体本身阳气虚弱，白天会从大自然吸收阳气，可以勉强支持人体利用，而一到夜间，阴寒之气逼走体内的阳气，所以尿频出现在夜里。总而言之，这一切都是阳虚惹的祸。治疗上当以温脾肾之阳为主，佐以补肝肾。服药 1 周后，巢婆婆夜尿明显减少了，从每晚 7~8 次减至 1~3 次。继续门诊治疗 2 周，夜尿减少，胃口也好了很多。

甄氏语录

何为衰老？

中医认为衰老的原因在于先天禀赋和后天调养。先天禀赋不足，后天调养不当，则体质虚弱、未老先衰。先天禀赋强壮，后天调摄得当，则身体健壮。衰老在身体上的表现就是脏腑虚衰。脏腑的虚衰导致阴阳失调，气机不畅，气血失调，从而使老年人宿疾易发或诱发新病。

预防保健

巢婆婆一定要注意保暖，尤其是深秋、冬季及乍暖还寒的春季，最好穿纯棉或针织背心，保护好腹部及背部的阳气。春天来临，不要因为春暖花开，风和日丽，就骤减衣物，这样很容易受到寒邪的入侵，所以春天一定要捂一捂，需捂到清明节过后，因为清明一到，气温开始升高，春阳升发已相当旺盛，春寒已消失，算是真正进入暖春。

不要光着脚到处走，中医讲"寒从脚起"，所以在家一定要穿袜子或穿毛拖鞋，同时每晚临睡前 1 小时，用肉桂 15 克煮水，将水温调至 45℃左右泡脚，水要没过脚踝，时间 15~30 分钟。泡到身体微微发热为宜，泡脚的同时搓一搓耳朵和腰部，以发热为度。肉桂有补火助阳、散寒止痛、温经通脉的功效，热水泡脚可以促进血液循环，增进药物吸收。老年人不要整天待在家里，要经常到室外、林荫小道、树林中散步，与大自然融为一体。

方一 桂圆益智饮

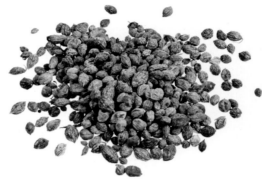

● 益智仁

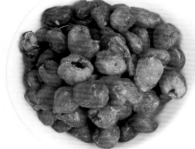

● 桂圆

材料

桂圆	15 克
益智仁	15 克
红枣（去核）	4 枚
冰糖	适量

功效 温脾暖肾，补中益气。

烹制方法 将各物洗净，放入锅中加入适量清水，煎煮约 40 分钟，代茶饮。此为 1 人量。

方二 枸杞羊肾粥

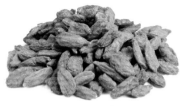

● 枸杞

材料		
羊肉	150 克	
羊肾	1 个（约 200 克）	
枸杞	15 克	
粳米	150 克	
精盐	适量	

功效 温补肾阳。

烹制方法 各物洗净，羊肉、羊肾切碎。将羊肉、羊肾、枸杞、粳米同时入锅，加适量清水，小火慢煲至米烂粥成，调入适量精盐即可。此为 2~3 人量。

方三 韭黄炒河虾

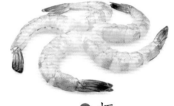

● 虾

材料	
韭黄	300 克
虾	100 克
食用油	适量
精盐	适量

功效 补肾助阳。

烹制方法 韭黄洗净后切成小段，在热锅中放入适量食用油，与虾仁一起放入锅中同炒熟，加适量精盐调味即可。此为 2~3 人量。

方四 核桃肉拌芹菜

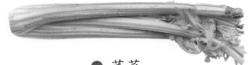

● 芹菜

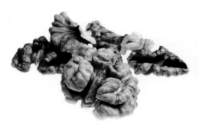

● 核桃肉

材料	芹菜	250 克
	核桃肉	30 克
	精盐	适量
	芝麻油	适量

功效 补肾固精。

烹制方法 将芹菜洗净，切成小段，焯后沥干水分，放入盘中，再把核桃肉用开水泡后放在芹菜上，加精盐、芝麻油搅拌。此为 2~3 人量。

方五 巴戟杜仲煲乌鸡

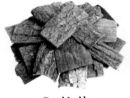

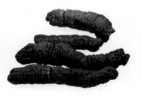

● 杜仲　　● 巴戟天

材料	乌鸡	1 只（约 650 克）
	杜仲	15 克
	巴戟天	10 克
	枸杞	15 克
	生姜	3~4 片
	精盐	适量

功效 温肾阳，补肝肾，强筋骨。

烹制方法 各种材料洗净；乌鸡宰洗干净，去内脏切块，汆水；杜仲、巴戟天稍浸泡；生姜切丝。各食材一起放入瓦煲内，加入清水 2000 毫升（约 8 碗水量），武火煮沸后改为文火煲 2 小时，再调入适量精盐即可。此为 3~4 人量。

18 湿疹，
纠缠不清，怎么办？

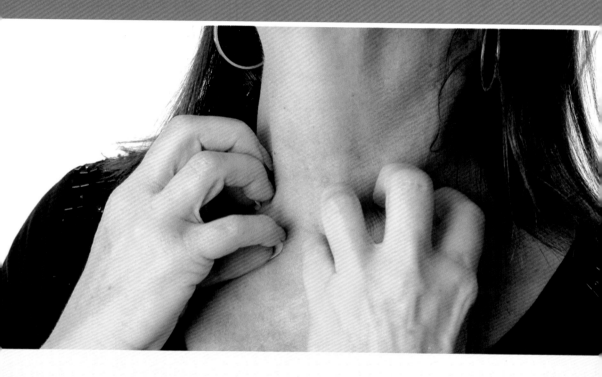

 主要症状 四肢或躯干可见水疱或鲜红、暗红皮疹，皮肤比较粗糙肥厚，瘙痒难忍，易反复，时轻时重等。

医案

◆ 小黄

◆ 女

◆ 35 岁

◆ 孕妇

小黄今年 35 岁，4 年前，在怀第一胎时，全身瘙痒，整夜睡不好觉，看了好几家医院，也吃了不少中药，但时好时坏，只能每天涂炉甘石洗剂缓解瘙痒，就这样一直熬到孩子出生，后来局部皮肤反复出现瘙痒，做过很多治疗，但始终没断根。前不久，小黄又怀了第二胎。可不妙的事又来了，令人讨厌的湿疹又找上了小黄，回忆起上次的经历，她仍苦不堪言，于是通过同事介绍来找德叔看病。"全身都痒，好多处都被抓破了皮。"小黄焦虑地把手放到德叔面前，"手上的湿疹还起了水泡，挠破之后，都是无色液体。"德叔看她舌淡，苔白微腻，搭脉脉弦滑。

甄氏语录

湿疹的典型症状

1. 皮损为多形性、对称、病程绵长、反复发作；

2. 皮损边缘较清楚，有显著浸润和变厚，或有渗出，或呈苔癣样改变；

3. 任何部位都可发生，但常好发于面部、耳后、阴囊、小腿、肛门周围等处。

德叔解谜

脾为人体最大的造血工厂，作为人体后天之本，我们每天吃的喝的都要通过它的运动来转化为气血。小黄湿疹反复发作根本原因在于脾虚，脾虚则脾的运动变得薄弱，不能很好地运化水湿，水湿内生，蕴在体内；脾虚一般是脾气虚在先，此时再受到风邪侵袭，风湿之邪留于体内，疾病迁延，风湿郁积日久化热，侵袭皮肤所致。风邪具有善变、游走不定、变化无常的特点，风邪盛则皮肤瘙痒难忍，湿邪盛则会出现水疱、流水或局部皮肤糜烂等。治疗时应祛风除湿，与调脾补脾并重。经过几周的治疗，小黄的湿疹完全好了，直至顺利产下一女婴都未再复发。

预防保健

　　孕妇作为特殊群体，用药需谨慎，德叔建议孕期湿疹瘙痒严重，可坚持艾叶浴治疗。艾叶有理气血、温经安胎的功效，对湿疹有一定的疗效，并且对腹中胎儿无不良影响。具体操作：取艾叶（干品）30~50克，在澡盆中用沸水冲泡5~10分钟，取出艾叶加水调至适宜水温即可沐浴。如发作多在夜间，可在床头放置一小碗艾叶水，待瘙痒难耐时，用纱布在患处反复涂抹。也可以用金银花、野菊花、苦参各15克，煎煮约30分钟后取汁，涂擦局部皮肤，以缓解瘙痒。

　　要是瘙痒难忍可以拍打曲池穴、血海穴、三阴交穴来止痒。曲池穴具有散风止痒、消肿止痛、调和气血、疏经通络之效。血，受热变成的红色液体也；海，大也。血海穴为脾经所生之血在此聚集，气血物质充斥的范围巨大如海，具有化血为气之效。三阴交穴为肾、肝、脾经的交会穴，所以可以调理三脏气血。

温馨提示

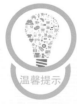

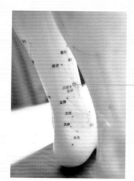

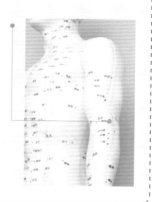

曲池穴：位于完全屈肘时，当肘横纹外侧端处。

血海穴：位于屈膝在大腿内侧，髌底内侧端上2寸。

三阴交穴：在小腿内侧，当足内踝尖上3寸，胫骨内侧缘后方。

◎ 急性湿疹

对号入座

> 急性起病，局部皮肤可见一粒粒红色丘疹或水疱，有明显的点状，伴有渗出，口干等。

百年传承的食疗秘方

方一 槐蔓饮

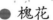
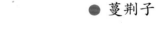

● 槐花　　　　　● 蔓荆子

材料

槐花	10 克
蔓荆子	10 克

功效

祛风，和血，止痒。

烹制方法

将各物洗净，放入锅中加入适量清水，煎煮约 30 分钟，代茶饮。此为 1 人量。

方二 绿豆藕片粥

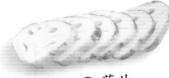
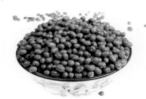

● 藕片　　　　　● 绿豆

材料

绿豆	20 克
藕片	100 克
粳米	200 克

功效

清热解毒止痒，凉血润燥。

烹制方法

将各物洗净，绿豆放入温水浸泡约半天，藕切成小块备用；粳米淘洗干净。各食材一起放入锅中，加入适量清水煮至粥成。此为 2~3 人量。

◎ 慢性湿疹

对号入座

> 湿疹反复不愈，皮损颜色暗红，表皮有脱屑、抓痕和血痂，疲倦乏力，胃纳差等。

方一　双陈茶

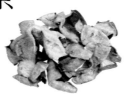
● 陈皮

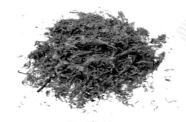
● 茵陈

材料

茵陈	10 克
陈皮	3 克
冰糖	适量

功效　清热利湿，理气健脾。

烹制方法　将各物洗净，放入锅中加入适量清水，煎煮约 30 分钟，代茶饮。此为 1 人量。

方二　薏苡仁赤小豆粥

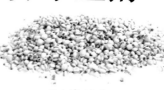
● 薏苡仁

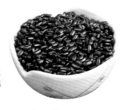
● 赤小豆

材料

薏苡仁	20 克
赤小豆	15 克
红糖	适量

功效　清热，健脾，祛湿。

烹制方法　将薏苡仁、赤小豆洗净，以温水浸泡半日，一起放入锅中，加适量清水，先用武火煮开，再调至文火，煮至豆烂，加入适量红糖即可。此为 1 人量。孕妇慎用。

方三　山药眉豆小米粥

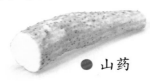

● 山药

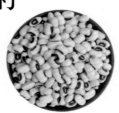

● 眉豆

材料

山药（鲜品）	100 克
眉豆	30 克
小米	80 克
生姜	3~4 片
精盐	适量

烹制方法　山药削皮，洗净，切成小块备用；眉豆洗净，用温水浸泡约半天，生姜切丝。将山药、眉豆与淘洗好的小米一起放入锅中，加入适量清水，武火煮沸后改为文火，煮成稀粥，加入姜丝、适量精盐服食。此为 1~2 人量。

功效　健脾，祛湿，和胃。

方四　莲子芡实煲猪排骨

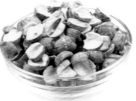

● 莲子

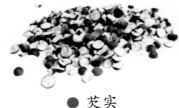

● 芡实

材料

莲子	20 克
芡实	15 克
猪排骨	350 克
生姜	3~4 片
精盐	适量

功效　健脾祛湿。

烹制方法　将芡实、莲子洗净，稍浸泡；猪排骨洗净切成小块。锅内烧水，水开后将猪排骨焯水，与莲子、芡实、生姜一起放进瓦煲内，加入清水 2000 毫升（约 8 碗水量），武火煮沸后改为文火煲约 1.5 小时，调入适量的精盐便可。此为 3~4 人量。

19 荨麻疹，悄然来袭，
"瘙"扰你，中医来摆平

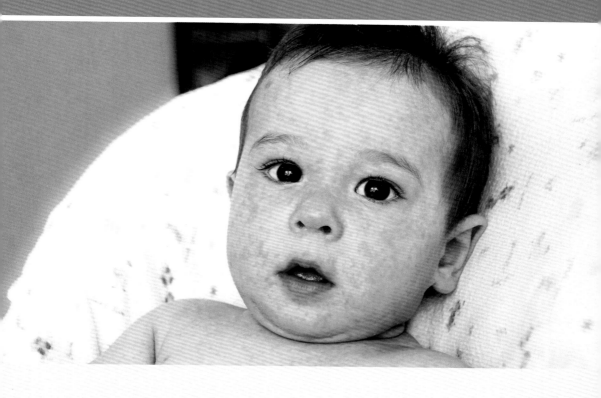

 主要症状 | 突发全身或局部起大小不等的风团，凸起于体表，瘙痒剧烈，抓挠后风团增多、加大，风团消退后不留痕迹等。

医案

◆ 小梁
◆ 女
◆ 35 岁
◆ 教师

小梁是一名教师，有一次出差到北京，身上起了风团，刚开始以为是水土不服或北方气候偏干燥所致，并没在意，可是回到广州后发现身上的那些风团越来越多，瘙痒难忍，于是就诊于某医院，医生诊断为荨麻疹，给予依巴斯丁、氯雷他定、激素等治疗后明显缓解，但易反复。小梁也找了不少中医，吃了不少中药，但并没有改善。背部及前胸部经常出现风团，瘙痒，近来胃口差，大便很烂，疲倦乏力。前段时间正好几个老同学聚餐，其中有个朋友是德叔的粉丝，便建议小梁去找德叔看病。

德叔解谜

梁老师其实是过敏体质，中医称作特禀质，这类人对身边的很多东西都会过敏，也就是我们常说的抵抗力下降所致。凡事都有一个过程，治病亦然，要是只想着祛病邪，今天止痒了，但没准后天又会复发，所以要抓住问题的根本。梁老师很特别，她既是过敏体质，又是阳虚体质，是因肾阳不足为底，感受湿热之邪导致，加上前期使用大剂量的苦寒清热解毒利湿之品，脾阳也受损了。要想治好梁老师的毛病，不能只专注于清热利湿或清热解毒，应在清热凉血祛风的同时，兼顾先天之本（肾），后天之本（脾）。治疗上以清热燥湿祛风在先，后以温肾阳，补脾阳为主。经过 3 个月的治疗，激素逐渐减量，目前已停用全部西药，至今已有 2 年未复发，1 年前还顺产一个可爱的猴宝宝。

甄氏语录

如何辨识自己是不是特禀体质呢？这可以从家族遗传史上找到一些迹象。此外，过敏体质的人，有的即使不感冒，也经常鼻塞、打喷嚏、流鼻涕，季节变更的时候尤其严重，容易患哮喘；有的容易对药物、食物、气味、花粉等过敏；有的容易起荨麻疹，皮肤常因过敏出现紫红色瘀点、瘀斑，皮肤常常一抓就红，并出现抓痕。此外，特禀体质的人对外界环境适应能力差，如过敏性特禀体质者就对过敏季节（春季）的适应能力很差，极易复发。

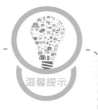

预防保健

温馨提示

太冲穴：太冲穴很好找，在足背上第一、二脚趾缝向上找，大约有两指宽的地方，在两个骨头之间。

三阴交穴：是脾、肝、肾三条经络相交会的穴位，在小腿内侧，脚踝骨的最高点往上三寸处。

梁老师这类过敏体质的人群，饮食上一定要选择易消化的食物，禁食辛辣煎炸油腻之品，也不能长期饮用清热利湿类的凉茶。中医学强调"天人相应"，这就是说人的生活规律应当适应外界环境变化，春夏应晚卧早起，秋季应早卧早起，冬季应早卧晚起。

保持室内清洁，家中少养猫、狗等宠物，因为猫狗等宠物的毛、皮屑、尿屎，都可能引起人体过敏，是吸入性过敏的重要因素；家中勤清扫，少用地毯，因为家中灰尘常含有人的肉眼看不到的尘螨，如果随灰尘吸入体内，常引起过敏而又往往难以察觉；另外有过敏史的患者应少去公园，家中也尽量不要养花，避免花粉引起过敏。

还可用温水浴足，水位超过踝关节上10~15厘米，每晚泡15~20分钟即可。此外，沐足后用两手大拇指按揉两侧太冲穴、三阴交穴，每次约1分钟，以酸胀感为宜，具有疏肝理气、健脾祛湿之效。

◎ 风热

对号入座

> 夏季加重，冬天减轻等。风团色鲜红，灼热感，咽干，口渴。

方一 清解饮

材料

马齿苋	15 克
乌梅	15 克
绿豆衣	10 克
冰糖	适量

功效 疏风，清热，解毒。

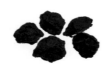

● 乌梅

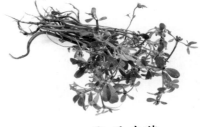

● 马齿苋

烹制方法 将各物洗净，放入锅中加入适量清水煎煮约 30 分钟，再放入适量冰糖，代茶饮。此为 1 人量。

方二 风菊燕麦粥

材料

防风	10 克
菊花	5 克
麦芽	20 克
燕麦	100 克

功效 疏风，清热，止痒。

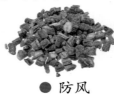

● 防风

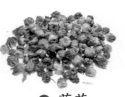

● 菊花

烹制方法 先将防风、菊花、麦芽洗净，放入锅中，加入适量清水煎煮约 30 分钟取汁。将煎汁与燕麦一起放入锅中，武火煮沸后改为文火煮至燕麦熟后服食。此为 1~2 人量。

◎ 脾胃湿热

对号入座

伴有腹胀，胃口差，大便黏腻等。风团颜色
鲜红，常因进食辛热食物加重或诱发。

方一　薏苡仁茯苓红枣粥

材料

茯苓	10 克
薏苡仁	15 克
红枣（去核）	5 枚
粳米	100 克

● 茯苓

功效

健脾和胃渗湿。

烹制方法

各物洗净，茯苓磨成细粉，红枣与薏苡
仁稍浸泡后，连同水和粳米一齐煮粥，
粥成时加入茯苓粉拌匀，稍煮即可。此
为 1 人量。

方二　冬瓜赤芍饮

材料

冬瓜	15 克
赤芍	10 克
红枣（去核）	3 枚

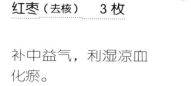
● 赤芍　　　　　● 冬瓜

功效

补中益气，利湿凉血
化瘀。

烹制方法

将各物洗净，放入锅中加入适
量清水煎煮约 30 分钟，代茶
饮。此为 1 人量。

百年传承的食疗秘方

方三 巴戟天薏苡仁煲石斑鱼

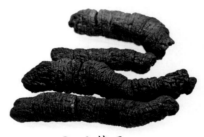

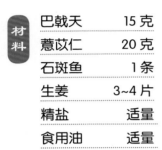

材料		
巴戟天	15 克
薏苡仁	20 克
石斑鱼	1 条
生姜	3~4 片
精盐	适量
食用油	适量

 巴戟天

功效 健脾祛湿温肾。

烹制方法 将巴戟天、薏苡仁洗净，稍浸泡；石斑鱼掏内脏、洗净切块。锅中放入适量食用油，放入生姜、石斑鱼，煎至微黄，与巴戟天、薏苡仁一起放进瓦煲内，加入清水 2000 毫升（约 8 碗水量），武火煮沸后改为文火煲约 2 小时，调入适量的精盐便可。此为 2~3 人量。

◎ 气血亏虚

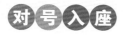

> 反复难愈，风团色淡，疲倦乏力，头晕，面色差等。

五指毛桃当归煲猪脊骨

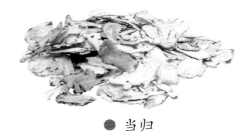

● 当归

材料

五指毛桃	15 克
当归	10 克
猪脊骨	300 克
生姜	3~4 片
精盐	适量

功效 补气活血补血。

烹制方法 将五指毛桃、当归洗净，稍浸泡；猪脊骨洗净，用刀背敲裂，焯水，然后与五指毛桃、当归、生姜一起放进瓦煲内，加入清水 2000 毫升（约 8 碗水量），武火煮沸后改为文火煲约 1.5 小时，调入适量的精盐即可。此为 3~4 人量。

百年传承的食疗秘方

20 月经不调，

大姨妈不规律，竟是虚寒惹的祸

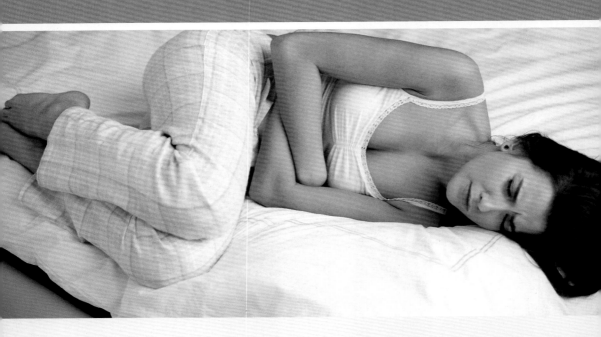

 主要症状 月经延后，量少，甚至闭经，血色黯，有血块，小腹冷，肢体怕冷，面色苍白等，甚至能称为"冰美人"。

医案

◆ 小唐
◆ 女
◆ 20岁
◆ 学生

小唐是一名刚刚考入大学的学生，正值妙龄，两年前还在上高中的时候月经量便慢慢减少，渐至停经。平时怎么吃都不胖，瘦瘦高高的，面色发白，手脚冰凉，即使是在炎热的夏天，手脚都是冰凉的，常被身边的人当成解暑的小冰人，还时常会便秘、腹痛。家人带着她四处寻医问药，吃激素、中药，扎针、艾灸、拔罐、放血等，能想到的办法都试了个遍，却始终没有改善。后来经朋友介绍找到德叔，德叔一看小唐的面色和身形便心中明了。再看舌头，舌淡瘦小，苔薄白，搭脉脉沉细。

德叔解谜

小唐的月经不调是因为读书期间饮食、生活不注意调护，致使脾胃虚弱，将食物转化成气血的能力不足，导致气血亏虚，再感寒邪入内，凝滞于胞宫所致。治疗当以温补冲任、健脾益气、补精养血为原则。服药7剂后，小唐便有了月经，定期门诊中药调理2个多月，现月经周期及量等均已恢复正常。

甄氏语录

不得不说的减肥茶背后的秘密

当今市面的很多减肥茶是通过清肠排便起作用的，其中很多成分像荷叶、番泻叶等都是偏寒凉的，长期食用这些东西，容易造成体寒；而且长期腹泻，也会给肠胃带来很大损伤，引起消化功能紊乱，使营养吸收障碍，气血不足；严重者，还会出现脱水症。最好的减肥方法是均衡营养，合理膳食，坚持体育锻炼。

预防保健

现代很多年轻女性追求骨感美，冬天穿短裙丝袜，喜食生冷饮料，使得体质虚寒、气血不足者多。德叔认为，只要两眼放光，气场足，有活力，这就是美。女人以血主事，气血相依，只有调理好了气血，月经正常，才能拥有健康与美丽。

像小唐这类女性，平时可以食用些当归、枸杞、圆肉、大枣、牛肉、羊肉、狗肉等以温补气血。对于气血不足者，可以用药物敷脐法。药物选择：党参、白术、当归、熟地黄各 15 克。具体操作：各药物研末，加黄酒调成膏状，热敷于肚脐，外覆纱布，用胶带固定。隔日 1 次。

对于血寒者，可以艾灸气海穴、关元穴、肾俞穴、命门穴。具体操作：找准穴位，做好标记，点燃艾条后，依次灸各穴，以透热为度，每穴灸约 5 分钟，隔日 1 次。

温馨提示

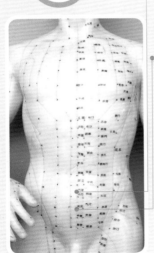

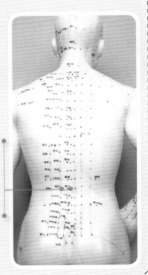

气海穴：位于下腹部前正中线，脐下 1 寸半，可生发阳气。

关元穴：位于下腹部前正中线，脐下 3 寸，可培元固本、补益下焦。

肾俞穴：位于第二腰椎棘突下，旁开 1.5 寸，可激发肾中阳气。

命门穴：位于腰部后正中线上，第二腰椎棘突下凹陷处，可温补肾阳。

◎ 血虚

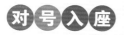
对 号 入 座

> 月经量少，或延后，甚至闭经，经色淡。小腹隐痛，胃口不好，面色苍白或萎黄，心悸，眠差等。

方一 补血养心饮

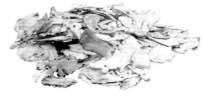

● 当归

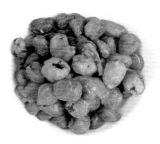

● 龙眼肉

材料	龙眼肉	15 克
	当归	10 克
	枸杞	10 克
	红枣（去核）	4 枚
	鸡蛋	2 只
	红糖	适量

功效　补血养血，养心安神。

烹制方法　敲开蛋壳，将鸡蛋倒入碗中，搅散。龙眼肉、当归、枸杞、红枣、红糖放入锅中，加入适量清水，煮约 1 小时。趁药汁滚烫，倒入蛋中搅匀即可。此为 1~2 人量。

百年传承的食疗秘方

方二 黄芪血藤母鸡煲

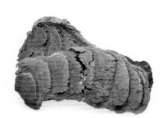

● 鸡血藤

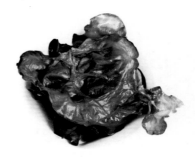

● 木耳

材料

母鸡	1只（约650克）
木耳（干品）	20克
黄芪	15克
鸡血藤	20克
红枣（去核）	5枚
精盐	适量

烹制方法

母鸡洗净斩块；木耳放入水中泡开，去蒂；黄芪、鸡血藤洗净装入药袋；红枣洗净。将各物一同放入锅中，加水2000毫升（约8碗水量），武火煮沸后改为文火煲2小时，再加入适量精盐。此为4~5人量。

功效

益气养血，调经固冲。

◎ 肾阳虚

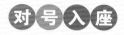
对号入座

> 月经量少，或延后，或月经先后不定期，甚至闭经，经色淡黯。腰膝酸软，头晕耳鸣，夜尿多者。

方一 羊脊骨汤

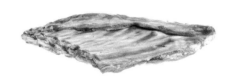

● 羊脊骨

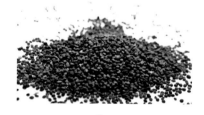

● 菟丝子

材料

羊脊骨	1条（约700克）
肉苁蓉	5克
菟丝子	15克
当归	10克
龙眼肉	15克
精盐	适量

烹制方法

将羊脊骨洗净，剁碎成块备用，肉苁蓉、菟丝子、当归、龙眼肉洗净，用洁净纱布袋装好，同羊脊骨一同放入砂锅内，加清水2000毫升（约8碗水量），武火煮沸后改为文火煮至羊脊骨烂，放入适量精盐调味即可。此为3~4人量。

功效

温补冲任，益精养血。

方二 胡桃黄酒蒸乌鸡

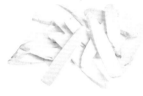

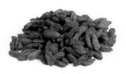

材料

乌鸡	1只（约600克）
胡桃仁	100克
山药（干品）	20克
枸杞	10克
大枣	10枚
黄酒、精盐	适量

● 山药　　● 枸杞

功效 补益肝肾，养血调经。

烹制方法 乌鸡去内脏，洗净，斩块。其他各物洗净后与乌鸡一同放入锅中，加入适量黄酒、精盐，隔水蒸2小时，至鸡熟即可。此为4~5人量。

方三 寄生羊肉煲

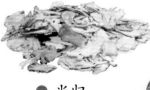

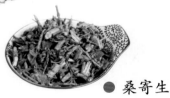

材料

羊肉	500克
桑寄生	15克
当归	15克
黄精	15克
枸杞	15克
红枣（去核）	3~5枚
生姜	3~5片
精盐	适量

● 当归

● 桑寄生

功效 温肾助阳，祛寒调经。

烹制方法 各物洗净；羊肉切块。桑寄生、当归、黄精装入药袋，与羊肉、枸杞、红枣、生姜一同放入锅中，加清水2000毫升（约8碗水量），武火煮沸后改为文火煲2小时至肉熟，再加入适量精盐即可。此为3~4人量。

◎ 肾阴虚

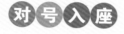

月经延后，量少，甚则闭经，血色黯，有血块。
小腹冷，痛经，口淡，纳差，肢体怕冷等。

艾叶生姜蛋

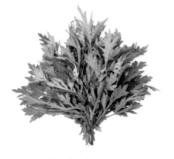

● 艾叶

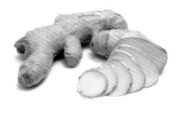

● 生姜

材料		
艾叶	20克
生姜	4~5片
鸡蛋	2只

功效 温经散寒，温中补虚。

烹制方法 将艾叶、生姜、鸡蛋洗净，放入锅中，加适量清水，煮至蛋熟后，剥掉蛋壳，继续煮30分钟即可。吃蛋饮汤。此为1~2人量。

21 更年期，
不惑之年的怪病

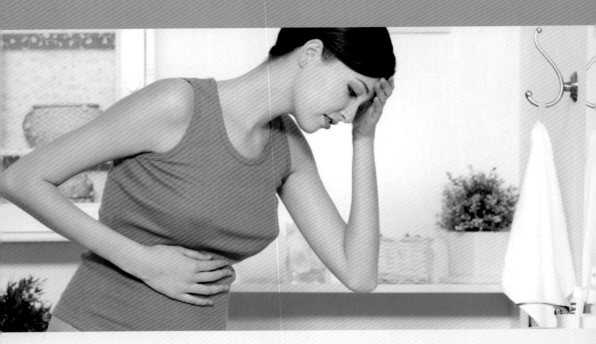

(1) "怪病"背后，
竟然是阳虚

肾阳虚
对号入座

平时容易紧张，总是觉得心慌慌的，感觉喉咙里总有痰，怕冷，白天汗多，活动后加重，面色黯，腰膝酸软，小便清稀量多，夜尿多等。

甄氏语录

中医讲的阳虚，到底是什么鬼？

脾阳不足：胃口差，腹胀，腹痛喜温，大便烂，白带清稀量多。

心阳不足：心慌慌，胸闷，气短，自汗，活动后加重，神疲乏力。

肺气不足（卫阳不固）：咳嗽，喉中有很多痰，咳痰清稀，声低懒言，平素易感冒。

肾阳不足：精神萎靡，腰膝酸软，小便清长，夜尿多。

此外各脏阳虚还可见共同的虚寒症状，如怕冷，肢凉，口淡，不喜饮水，或喜饮热水，小便清长，大便稀等。

医案

◆ 张姨

◆ 女

◆ 50岁

年过五十的张姨是山东人，前两年来到广州带小孙女。近八年来张姨一直觉得自己得了"怪病"，就因为这"怪病"还花了不少钱。有一次，张姨带小孙女来广东省中医院看病，无意中在医院看到岭南甄氏杂病流派的宣传视频，于是来找德叔看病。张姨一走进诊室，就皱起眉头说："张医生，我这白色泡沫痰很多，很不舒服，胸闷，心慌慌的……"德叔问道："平时会不会出汗很多？"张姨说："就是呀，张医生您怎么这么神啊？我就是出汗多，又怕冷，广州这么热，又不能不开空调啊……"德叔看到张姨的舌苔淡白，苔白稍厚，黑眼圈较明显，脸上长了不少斑，面色也是偏黑的。

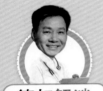

德叔解谜

更年期是女性从生育机能旺盛转为衰退直至丧失的过渡时期，男女皆有，但以妇女较为明显，出现症状也以女性为多。女子到了 49 岁左右，肾气渐虚，脏腑形体官窍得不到温养、濡润，如果此时不能很好地自行调节以适应这种生理的重大变化，便会发生阴阳不平衡，从而出现一些不舒服症状。张姨的"怪病"就是因为肾中阳气不足所致。肾阳不足，机体失却温煦，则怕冷，精神不振；阴寒内盛，则面色黑；如果引起心阳、脾阳不足、肺气虚，就会出现心慌、汗多、泡沫痰、大便烂等不适。治疗当温补各脏阳气。张姨间断在门诊治疗 2 个月后"怪病"便没有了。

甄氏语录

什么是肾气？

肾气是先天之气，是脏腑之气中最重要的，为脏腑之气的根本。肾分阴阳。肾阳是一身阳气的根本，可以把它想象成"发电站"，肾阳充盛，"发电站"能源充足，脏腑形体官窍才能得到温煦，才能发挥它们正常的生理功能，机体代谢旺盛，精神振奋。肾阳不足会引起虚寒性病证。肾阴是一身阴气的根本，肾阴充足，脏腑形体官窍得以濡润，其功能活动才能不亢奋，机体代谢减慢，精神宁静内守。肾阴就如夏日里灌溉幼苗清凉舒爽的水。肾阴不足会引起虚热性疾病。

预防保健

更年期综合征与精神情绪有很大关系，德叔建议更年期妇女平时可以多听听音乐、写写字、养养花等，以分散注意力，减少烦恼，保持乐观的心态；还应多参加室外运动和社会活动，保持心情舒畅，找到合适的精神寄托，不要老宅在家里，过度忧心自己的病。

同时要保证充足的睡眠，养成睡子午觉的习惯，子时大睡，午时小憩。每晚的子时（23点至次日1点）是阳气最弱、阴气最盛之时，这个时候睡觉，最能养阴，午时（11~13点）应小憩，以半小时为宜。

平时可以用精盐艾叶泡泡脚。具体操作：取艾叶50克，精盐适量，放入锅内，加水1000毫升（约4碗水量），待水开后再熬10分钟熄火，倒入盆中，加入3000毫升温水，浸泡双脚，并用食指、中指关节按揉涌泉穴。盐，味咸，入肾；艾叶疏通经络，可温补肾阳，驱散寒气，同时闻到艾叶的芳香还可清心，使紧张、焦虑的情绪得到充分放松，可以起到预防、治疗疾病的作用。

还可以用穴位艾灸法。取穴：肾俞、心俞、肝俞、气海、关元、太溪、中脘，点燃艾条，依次灸各穴位，每穴灸3~5分钟，以皮肤潮热为度，隔日1次，操作时若有不方便，可以使用无烟艾条来灸一灸。

温馨提示

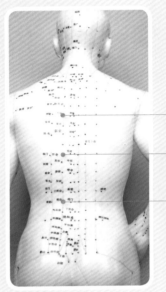

涌泉穴: 位于足前部凹陷处，第二、三趾趾缝纹头端与足跟连线的前三分之一处，具有补肾之效。

心俞穴: 位于第五胸椎棘突下，旁开1.5寸，可温补心阳。

肝俞穴: 位于第九胸椎棘突下，旁开1.5寸，可补肝血，畅气机。

肾俞穴: 位于第二腰椎棘突下，旁开1.5寸，可补肾助阳。

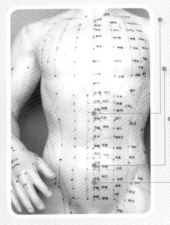

中脘穴: 位于前正中线上，胸骨下端和肚脐连接线中点，可调补脾胃。

气海穴: 位于体前正中线，脐下1寸半，可补充阳气。

关元穴: 位于体前正中线，脐下3寸，可培补元气。

太溪穴: 位于足内侧，内踝后方与脚跟骨筋腱之间的凹陷处，可补肾调经。

方一　山药炖羊脊骨

材料		
羊脊骨	1条（约750克）
山药（鲜品）	200克
菟丝子	15克
红枣（去核）	5枚
生姜	3~5片
精盐	适量

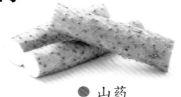

● 山药

功效 温补肺脾肾。

烹制方法 将羊脊骨剁成块，在沸水中烫3分钟左右捞出，用凉水冲洗干净；山药削皮切块；菟丝子洗净装入药袋。将羊脊骨、菟丝子、红枣、生姜放入锅中，加清水2500毫升（约10碗水量），武火煮沸后转文火煮约1.5小时后放入山药，继续炖至肉烂、山药熟，放入适量精盐调味即可。此为4~5人量。

方二　山萸肉芡实煲瘦肉

材料		
猪瘦肉	250克
山萸肉	15克
芡实	20克
龙眼肉	15克
生姜	3~4片
精盐	适量

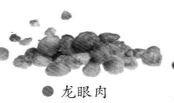

● 龙眼肉

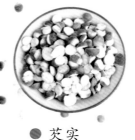

● 芡实

功效 温补心肾，养血安神。

烹制方法 诸物洗净，猪瘦肉切片。把药材装入药袋，与猪瘦肉一同放入锅中，加清水1750毫升（约7碗水量），武火煲沸后改为文火煲1.5小时，加入适量精盐即可。此为2~3人量。

方三 芪桂鲫鱼煲

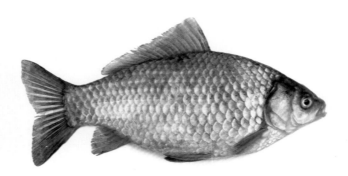

● 鲫鱼

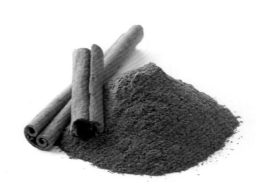

● 桂皮

材料

鲫鱼	2 条（约 700 克）
桂皮	10 克
黄芪	10 克
生姜	3~5 片
食用油、精盐	适量

功效 健脾开胃，温补脾肾。

烹制方法 鲫鱼掏去内脏、腮，洗净；油锅烧热，将鱼稍稍煎至鱼皮发黄，控掉油，加入清水 2000 毫升（约 8 碗水量），放入洗净的桂皮、黄芪、生姜，武火煲沸后改为文火煲 1.5 小时，加入适量精盐即可。此为 4~5 人量。

百年传承的食疗秘方

方四　精苓生蚝汤

材料

鲜生蚝	200 克
鸡肉	300 克
茯苓	20 克
黄精	20 克
红枣（去核）	4 枚
生姜	3~4 片
精盐	适量

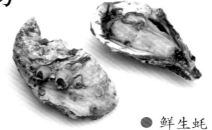

● 鲜生蚝

功效　健脾固肾补虚。

烹制方法　各物洗净，鸡肉切块，一同放入锅中，加水 2000 毫升（约 8 碗水量），武火煲沸后改为文火煲 2 小时，加入适量精盐即可。此为 4~5 人量。

方五　双豆瘦肉粥

材料

黄豆	20 克
黑豆	20 克
乌梅	5 克
猪瘦肉	250 克
生姜	3~5 片
蜜枣	4 枚
粳米	200 克

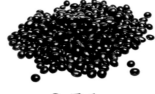
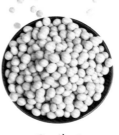

● 黑豆　　● 黄豆

功效　温中健脾，酸收虚火。

烹制方法　各物洗净，黄豆、黑豆用温水浸泡半天，猪瘦肉洗净，切片，与各食材一同放入锅中，加适量清水，武火煮沸后改为文火煮至豆烂粥成。此为 3~4 人量。

（2）总觉得热热的，心慌慌，原来是阴虚

阴虚 对号入座

潮热盗汗，烦躁心烦，心慌慌，健忘，口干，平素容易口腔溃疡，入睡难，梦多，易醒等。

甄氏语录

阴虚在你身体上的点点滴滴

肾阴不足：见头晕，耳鸣，牙齿松动，脱发，腰膝酸软，失眠等。

肝阴不足：见头晕眼花，眼睛干涩，视力减退，胁肋部隐痛，性格急躁等。

心阴不足：见心烦，心悸，失眠，多梦等。

脾阴不足：见胃口差，腹胀，饭后尤甚，大便或稀溏或干结，口干唇燥，倦怠乏力等。

肺阴不足：见干咳，少痰，或痰中带血丝等。

此外各脏阴虚还可见共同的虚热症状，如五心烦热，盗汗，口干咽干，咽痛，嘴烂，消瘦等。

医案

◆ 韩姨
◆ 女
◆ 54岁
◆ 退休

韩姨从50岁开始月经就断断续续，没有规律，全身上下都不舒服，经常觉得头晕，昏昏沉沉的，心慌、气短，精神恍惚，干什么都没劲，又觉得心里很烦，手足心发热，动一动就出很多汗，有时候夜里睡觉也出汗，严重时都要起身换几次衣服。还经常出现口腔溃疡，常常觉得口比较干，想喝水，大便有时干、有时烂。看过好多医生，做过一系列的全身检查都没发现什么问题，医生说更年期一般都会这样，韩姨还去过不少中医馆，服用了近半年的中药，但仍感觉时好时坏，心想："更年期什么时候才能真正过去呢！"当韩姨处于绝望时，邻居拿来一张去年的旧报纸给她看，说自己的表妹以前跟她差不多，去找德叔看了几次就好了，于是韩姨决定找德叔求治。

甄氏语录

"火"也有真假之分？

火分虚实。实火是从外界感受，或饮食不当，或情志过极，而导致的阳热内盛，表现为发热、怕热、口渴喜饮、汗多、大便秘结、小便短黄、面红等。而虚火，可以由实火煎灼损伤津液、素体阴液津血不足、脾肾阳气不足引起；阴液不足引起的虚火以虚热症状为主；阳气不足引起的症状，除了虚热症状外，还可并见虚寒性症状。

德叔解谜

更年期至，肾气开始走下坡路，逐渐变弱。韩姨问题就出在肾阴不足，肾阴是一身阴气的根本，肾阴亏虚日久得不到补给，久而久之肝阴、心阴、脾阴也开始不足了，因而出现一系列虚热性症状。肾阴不足出现潮热盗汗、失眠、健忘、手足心热；肾阴无以濡养心阴，则心阴虚火旺，出现心烦；肝阴不足，故见头晕，口干；脾阴得不到滋润，则脾火上蒸，引发口腔溃疡。治疗上当补五脏之阴，平五脏虚火。经三个周期调理后韩姨的症状较前明显好转，目前继续随诊中。

甄氏语录

阳虚，也可以把虚火点燃

阳气性轻扬，上升，向外。现代人夏天喜欢吹空调、吃冷饮，经常熬夜，滥用抗生素、苦寒中药、凉茶等，把阳气慢慢消耗掉。阳虚了，下面（脾、肾）就寒了，原本应该安安分分待在下面的阳气觉得自己的家冷，受不了了，便都朝外面、朝上面跑，就形成了虚火。

预防保健

像韩姨这类更年期综合征患者，德叔认为千万不要一味地隐忍，一味地自己憋着，这样对症状的缓解很不利。德叔建议应尽量做到恬淡宁静，保持心情舒畅，避免抑郁、暴怒；多亲近大自然，接触大自然，常出去散步、购物、旅行，保证每天过得充裕，这样胡思乱想的时间便少了，病情也就会得到缓解；要合理安排作息，避免劳心劳力。

饮食不宜过咸，宜选清热除烦、养阴生津之品，如西瓜、梨、香蕉、苹果、橙子、椰子、百合、莲子、莲藕、冬瓜、丝瓜、竹笋、银鱼、麦子、燕窝、银耳等；尽量不要吃大辛大热之品，如辣椒、小茴香及煎炸之品等。

平时可以叩叩百会穴，揉揉天柱穴。具体操作：握空心拳，轻轻叩击百会穴50次；然后按揉天柱穴5分钟，每天两次。此法可缓解焦虑，解除烦躁情绪。还可以用药物敷贴法。选用五倍子、郁金各10克，研末加醋混合均匀，调成膏状，外敷于足三里穴、三阴交穴处，纱布覆盖，用胶带固定，每日1贴，可滋补脾肾，清泻虚热。

温馨提示

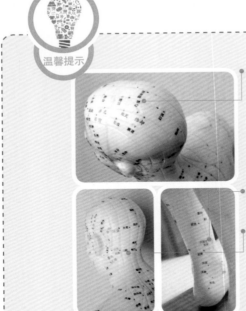

百会穴：位于两耳角直上连线的中点，刺激此穴可保持心情舒畅，解除烦恼，消除思想顾虑。

足三里穴：位于小腿前外侧，犊鼻下3寸，距胫骨前缘一横指（中指），可健脾和胃。

三阴交穴：位于小腿内侧，踝关节上3寸，可滋阴补肾。

天柱穴：颈部有一块突起的肌肉（斜方肌），此肌肉外侧凹处，后发际正中旁开约2厘米（1.3寸）即是此穴，是治疗头部、颈部、脊椎以及神经类疾病的重要首选穴之一。

百年传承的食疗秘方

方一　甘麦大枣饮

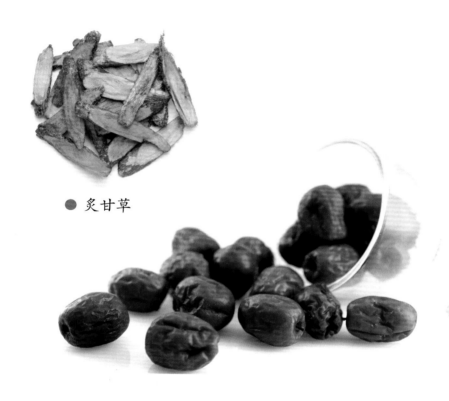

● 炙甘草

材料

浮小麦	30 克
红枣（去核）	5 枚
炙甘草	10 克

功效 滋阴养肝，宁心安神。

烹制方法 将各物洗净，稍浸泡，加入适量清水，武火煮开后改为文火继续煎煮 30 分钟即可。此为 1 人量。

方二 白菜干豆腐腊鸭汤

材料

腊鸭	半只（约500克）
白菜干	70克
豆腐	150克
芡实	20克
山药（干品）	20克
蜜枣	4枚
精盐	适量

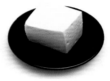

● 豆腐

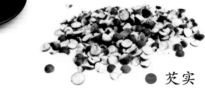

● 芡实

功效 滋阴降火，润燥养胃。

烹制方法 各食材洗净；腊鸭斩块；白菜干泡开切段；豆腐切块。各食材一同放入锅中，加清水2500毫升（约10碗水量），武火煮沸后转文火煲1小时，再放入豆腐煮30分钟，加入适量精盐即可。此为4~6人量。

方三 泽泻生地煲甲鱼

材料

甲鱼	1只
泽泻	10克
生地黄	15克
金樱子	15克
山药（鲜品）	100克
花生	30克
精盐	适量

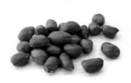

● 花生

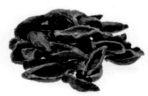

● 金樱子

功效 补肝肾之阴，泻上焦虚火。

烹制方法 各物洗净，山药削皮，切块；泽泻、生地、金樱子装入药袋中，将宰杀好的甲鱼切成四大块，放入锅中煮沸后捞出，割开四肢，剥去腿油，洗净，与山药、花生、药袋一同放入锅中，加清水2000毫升（约8碗水量），武火煮沸后转文火继续煮2小时至肉烂，加入适量精盐即可。此为3~4人量。

方四　百合蛋黄粥

材料

百合（干品）	20 克
鸡蛋黄	2 只
大米	100 克

功效

滋补肾阴，安神助眠。

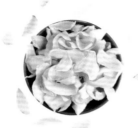

● 百合

烹制方法

将百合浸泡一晚，洗净；鸡蛋黄捣碎；大米洗净。各食材一同放入锅中，加入适量清水，武火煮沸后转文火煮至粥成即可。此为 1 人量。

方五　莲藕红豆白鸽汤

材料

乳鸽	2 只（约 600 克）
莲藕	100 克
红豆	50 克
西洋参	20 克
红枣（去核）	5 枚
精盐	适量

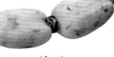

● 莲藕

● 红枣

功效

清热生津，健脾益气。

烹制方法

洗净各物，乳鸽洗净，去内脏，莲藕切块。各食材一同放入锅中，加清水 2500 毫升（约 10 碗水量），武火煮沸后转文火继续煮煲 2 小时，加入适量精盐即可。此为 3~4 人量。

22 汗症，

动一动就会大汗淋漓，到底有多虚？

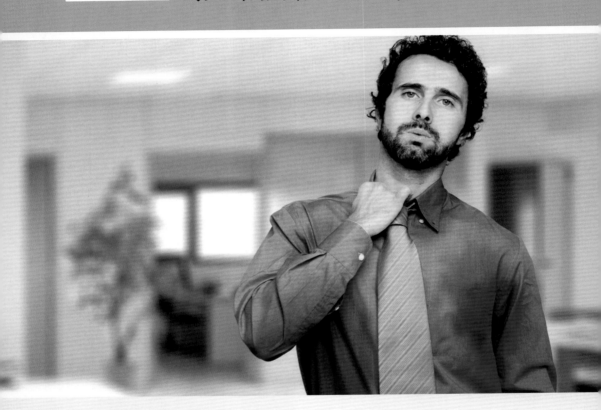

主要症状 | 出汗很多，不分昼夜，无论是炎热的夏天还是寒冷的冬天，稍微动一下就大汗淋漓，怕冷，经常觉得手脚冰凉，疲倦乏力，面色萎黄，大便稀烂等。

医案

◆ 金女士

◆ 女

◆ 48岁

金女士一年前开始经常出汗，无论是炎热夏季，还是寒冷的冬季，不管白天还是夜间，都会出汗，稍微动一下出汗更多，平时上班都不敢化妆，还要随身携带几条小手巾，怕这一身汗味影响别人，主动跟公司领导反映，找一个角落办公，在公司经常独来独往，惹得同事在背后说了不少闲话……金女士为此特别烦恼，听别人说服用桑叶汁可以止汗，一喝就是一个多月，出汗、怕冷不但没缓解，还出现了腹胀、胃纳差、疲倦乏力等不适。曾经就诊于多家医院，检查了一系列相关项目，没有任何一个指标是异常的。近一个月以来金女士还觉得口淡，吃东西没什么味道，胃口很差，下肢肿胀，全身关节疼痛，怕冷，春暖花开之时都需要穿两条秋裤，全身无力，大便烂。金女士的舅妈是德叔的粉丝，前不久刚从国外回来，看到金女士身体不舒服，就建议去找德叔看病。当金女士走进诊室时，一手拿着小毛巾，还不停地擦汗，德叔看到金女士的面色是偏黄的，舌淡胖，舌边有齿印，脉沉细。

德叔解谜

金女士的出汗多并不是因为天热或饮用热汤后出现的正常排汗，而是因虚所致。问题就出现在阳虚，而阳虚导致的汗出多，主要原因在于脾和肾。脾为后天之本，是我们人体的气血加工厂；肾为先天之本，也是人体生长、发育、生殖之源，为生命活动之根。脾主运化水谷精微，须借助肾阳的温煦，肾脏精气亦有赖于水谷精微的不断补充与化生。脾与肾，后天与先天相互资生、相互影响。金女士在原本就肾阳虚，不能温脾阳的基础上，误服用苦寒的桑叶汁，进一步打击脾阳，影响其升发所致。治疗以补气健脾，温补肾阳为主。金女士服药一周后，汗出多的症状基本缓解了，后来调整了两次处方便痊愈了。

预防保健

现在越来越多的人非常重视防病保健，汗出多了就认为是身体虚弱导致的，便开始服用大量补品，盲目地补。中医讲虚不受补，补也是很讲究的，使用大量补品，脾胃也受不了，还没来得及补进去，反倒又开始出现胃胀、腹胀、没胃口、口臭、大便烂等各种症状。那么像金女士脾肾阳虚而出现汗出多的到底要怎么补好呢？平补温补为宜，不要吃那些冰冻饮品及寒凉食物，可以适当吃点香菇、平菇、南瓜、鲫鱼、鲈鱼、带鱼、泥鳅、大枣、猪肚、鸡肉等。

德叔建议经常按揉合谷穴、复溜穴，可以改善金女士的症状。宜用大拇指指腹轻轻揉按，以略有酸胀感为宜。"复溜"一词中，"复"是反复，"溜"是悄悄地散失，意指肾经的水湿之气在此蒸发上行。按揉复溜穴的止汗功效在于刺激它能使水分代谢正常。合谷穴和复溜穴是止汗的"最佳搭档"。合谷穴要重点揉，复溜穴要轻揉。出汗过多时，可先按揉合谷穴2分钟，以感觉明显酸痛为度，再轻揉复溜穴2分钟。

甄氏语录

疯狂运动，越是运动越是出汗多，问题出在哪里？

现在越来越多的人开始重视运动，觉得身体健康在于运动。身体要健康就得运动，没错，运动本身是能够强身健体的，但凡事都有度，选择适合自己的运动才是有意义的。不少年轻人经常参加马拉松，认为大量运动后就肯定会有健健康康的身体，却不知道自己身体能不能承受得住，觉得年轻嘛没所谓。其实这种想法是错误的，那些疯狂运动致大汗淋漓者，不知道每天大量汗出的运动背后，身体内究竟发生着怎样的变化。中医认为气随津液泄，也就是气随着汗液的大量排出而泄，气不固，相当于保护人体的防护线倒塌。邪气由此进进出出，越运动身体越虚弱，其实根本原因就在这里。

甄氏语录

产后汗出多，身体到底有多虚？

妇女产后出汗多，主要原因在于气血亏虚。平时要经常敲一敲足三里穴、上巨虚穴、下巨虚穴，以调理后天脾胃，增强脾胃运化功能，使气血从食物中自生。产后出汗多，经常伴有情绪焦虑者，必须学会倾诉、发泄心中的不良情绪，当感到疲乏和心烦时，可暂时放下工作，向窗外眺望，听一些舒缓的音乐，或起身走动，暂时避开低潮的工作气氛。多参加户外活动和体育锻炼，不要没事一个人闷在家中，通过各种体育活动，如散步、打羽毛球、游泳、练瑜伽、打太极甚至跳广场舞等来调节植物神经，达到心理愉悦的目的。开心了，百病不来。

温馨提示

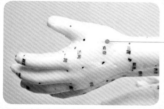

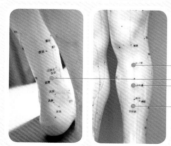

合谷穴： 位于大拇指和食指根部的中间凹陷处，也就是我们常说的"虎口"，有镇静止痛、通经活络、解表泄热的作用。

复溜穴： 位于小腿内踝和跟腱之间向上两指宽处，可补肾益阴，温阳利水。

足三里穴： 位于外膝眼向下四横指，在腓骨与胫骨之间，胫骨旁一横指处，是一个强壮身心的大穴，有调节机体免疫力、增强抗病能力、调理脾胃、补中益气、通经活络、疏风化湿、扶正祛邪的作用。

上巨虚穴： 位于犊鼻下6寸，距胫骨前缘一横指处，主治胃肠疾患。

下巨虚穴： 位于犊鼻下9寸，距胫骨前缘一横指处，可治胃肠病症。

◎ 脾肾阳虚

经常觉得手脚发凉，怕风，胃口差，腹胀，腰膝酸软冷痛，夜尿多，大便偏烂等。

百年传承的食疗秘方

方一 芪枣煲瘦肉

材料		
黄芪	15 克
淫羊藿	15 克
红枣（去核）	4 枚
生姜	3~5 片
猪瘦肉	250 克
精盐	适量

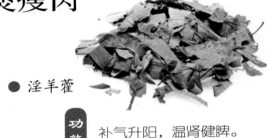

● 淫羊藿

功效 补气升阳，温肾健脾。

烹制方法 将各物洗净，黄芪、淫羊藿放入锅中加适量清水煎煮约 30 分钟，取汁备用；将猪瘦肉切成片状，与煎汁、红枣、生姜一起放入瓦煲内，加清水 1500 毫升（约 6 碗水量），武火煮沸后改文火煲约 1.5 小时，放入适量精盐调味便可。此为 2~3 人量。

方二 驱寒茶

材料		
黄芪	20 克
桂皮	15 克
生姜	3~5 片
红糖	适量

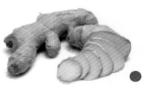

● 生姜

功效 补气健脾，暖肝肾，驱寒。

烹制方法 将各物洗净，放入锅中，加入适量清水，煎煮约 30 分钟，代茶饮。此为 1 人量。

◎ 气虚不固

动一动就会出汗，平素易感冒、怕风，也不愿意说话，面色㿠白等。

方一　南瓜红枣粳米粥

材料		
南瓜	80 克
粳米	80 克
红枣（去核）	4~5 枚
精盐	适量

● 南瓜

功效 补中益气固表。

烹制方法 先将各物洗净，南瓜削皮切成小块，粳米淘洗后与各食材一同放入锅中加入适量清水，武火煮沸后改为文火，煮成稀粥，加入适量精盐即可。此为 1 人量。

方二　黄芪香菇煲老母鸡

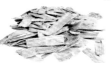
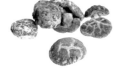

材料		
黄芪	20 克
香菇（干品）	30 克
老母鸡	1 只（约 750 克）
生姜	3~5 片
精盐	适量

● 黄芪　　　　● 香菇

功效 补气健脾益胃。

烹制方法 将黄芪、香菇洗净，稍浸泡；老母鸡去内脏，洗净，沥干水分，剁大块。各食材一起放进瓦煲内，加入清水 2000 毫升（约 8 碗水量），武火煲沸后改为文火煲约 2 小时，调入适量的精盐便可。此为 3~4 人量。

◎ 气血亏虚（产后出汗多）

对号入座

> 产后气血亏虚导致汗出多，疲倦乏力，面色苍白，胃口差等。

方一 牛肉炖西红柿

材料

牛肉	250 克
西红柿	1 个
土豆	1 个
葱白、姜片	适量
生抽、精盐	适量

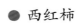

● 西红柿

功效 补脾胃，益气血。

烹制方法 先将牛肉洗净，稍浸泡，去血水，切成小块备用，西红柿去蒂切块，土豆削皮切大块。加热锅中的油，七成热后放入葱白、姜片，随后加入牛肉翻炒，再放入土豆、生抽和盐，炒匀后加适量清水，大火烧开，撇出浮沫（汤水量要一次加足，不可中途添水），转小火炖 1 小时；然后倒入西红柿块，待西红柿熟透，即可熄火出锅。此为 2~3 人量。

方二 产后四宝茶

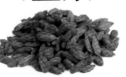

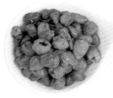

材料

枸杞	15 克
龙眼肉	5 粒
红枣（去核）	5 枚
红糖	适量

● 枸杞

● 龙眼肉

功效 养肝补肾，补血益气。

烹制方法 各物洗净，一同放入锅中，加适量清水，大火煮沸后转小火煮约 1 小时，熄火，趁热饮用。此为 1 人量。

23

疳积,

宝宝不爱吃饭, 脾气暴躁, 脸青青, 你找到原因了吗?

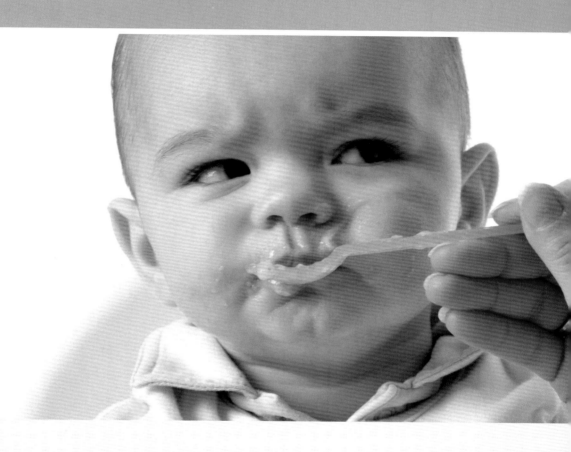

主要症状 | 脾气大, 口臭, 面青黄, 唇红, 不好好吃饭, 磨牙, 夜间睡觉总是爱哭闹, 晚上睡不踏实, 或容易出汗, 或易口腔溃疡等。

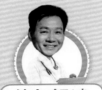

医案

◆ 琪琪
◆ 女
◆ 4岁

琪琪从小就很容易感冒，一感冒便咳嗽、发烧，在九个月大的时候，妈妈经人推荐找到了德叔，坚持中药治疗一段时间后便很少感冒了。但是最近几个月，妈妈又忧心忡忡，因为琪琪不肯吃东西，用尽各种方法连哄带凶，她都不吃，脾气还特别大，一不顺心就摔筷子摔碗，人瘦了不少，面色青黄，眼圈黑黑的，还有晚上睡觉总是哭闹、夜间磨牙、大便偏干等症状。妈妈便赶忙带着琪琪来到德叔门诊。

德叔解谜

琪琪的这些症状中医称为"疳积"。人体五脏之一的肝，可以升发体内的阳气，调畅气机，而"疳积"中很多患儿都存在阳气升发太过的问题，这也是导致琪琪脾气大、爱哭闹的主要原因；如果平时喂养不当、饮食不调、生活习惯不当等，会引起脾胃损伤，令食物难以消化，便积滞在胃肠，使琪琪不愿意吃东西、磨牙、大便干；如果这些食物积滞化热了，便会使肝阳升发更过，形成恶性循环。所以治疗时要养肝柔肝，更要消食导滞。经过近一个月的治疗，琪琪的胃口好了，每天晚上一觉睡到天亮，脸也圆润起来了。

预防保健

琪琪的问题是出在"吃"上。德叔建议，妈妈要注意宝宝的日常饮食，以定时、定量、定质为原则，纠正患儿挑食、偏食、过食生冷或肥厚等不良饮食习惯，养成正餐前不吃零食、睡前一小时不吃东西的良好习惯。必要时可按"胃以喜为补"的方法，给予适当的患儿喜欢的食品，诱其开胃，待食欲增进后，再按正常食谱喂养，做到循序渐进。

爸爸妈妈们平时可以帮小宝贝们捏捏脊。具体操作：让患儿俯卧在床，爸爸妈妈搓热双手，再用两手拇指、食指、中指指腹，轻轻捏起背部皮肤，从龟尾穴开始，随捏随提，沿着脊柱向上推移，直至大椎穴止，反复三轮，每天三次。本疗法有疏通经络、调整阴阳、促进气血运行、改善脏腑功能以及增强机体抗病能力等作用。

若宝宝不爱吃饭，肚子胀，口臭，大便不好，可以帮患儿摩腹。具体操作：患儿仰卧在床，爸爸妈妈搓热右手，用掌面或四指，顺时针7圈，逆时针7圈，摩脐周大腹部，每天操作5~10分钟，可调节五脏六腑，促进消化吸收，改善大便。

若兼有烦躁，睡眠差，还可以帮宝宝做一下推拿——补脾经、清肝经来缓解症状。补脾经：推拇指桡侧缘，从指尖推向指根，可健脾胃，补气血。清肝经：从指根推向指尖，可平肝泻火，解郁除烦。

温馨提示

补脾经：拇指螺纹面。

清肝经：食指螺纹面。

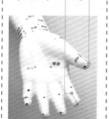

龟尾穴：位于人体臀部的尾椎骨处。

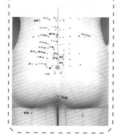

甄氏语录

小儿推拿常用手法，向心为补，离心为清；脾经宜多补少清，肝经宜清不宜补。

◎ 食滞

对号入座

爱动，脾气大，不好好吃饭，口臭，面青黄，唇红，夜间睡觉总是爱哭闹，磨牙，大便干，或大便有食物酸腐味等。

方一 独脚金煲鸭肾

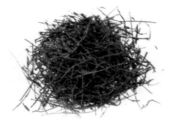

● 独脚金

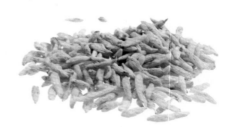

● 麦冬

材料

鸭肾	2 个
猪瘦肉	60 克
独脚金	5 克
麦冬	10 克
麦芽	15 克
精盐	适量

功效

祛积开胃，除疳热。

烹制方法

各物洗净；鸭肾、猪瘦肉切片；独脚金、麦冬、麦芽装入药袋。各物一同放入锅中，加清水 1500 毫升（约 6 碗水量），煲 1.5 小时，再加入适量精盐即可。此为 2~3 人量。

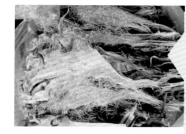

● 霸王花

方二　霸王花煲猪䏱

材料	鲜霸王花	20 克
	猪䏱	200 克
	蜜枣	3 枚
	生姜	3 片
	精盐	适量

功效　清热痰，除疳热。

烹制方法　各物洗净，猪䏱切片，一同放入锅中，加清水 1500 毫升（约 6 碗水量），武火煮沸后改为文火煲 1.5 小时，至肉熟后放入适量精盐即可。此为 2~3 人量。

方三　麦芽山楂饮

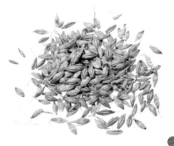　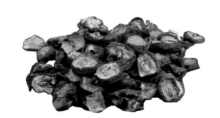

● 麦芽　　　　　● 山楂

材料	炒麦芽	10 克
	山楂（干品）	10 克
	红糖	适量

功效　健脾开胃，化滞消食。

烹制方法　将炒麦芽、山楂一同放入锅中，加水煎取汁，加入适量红糖调味即可。此为 1 人量。

◎ 心火脾火重

> 脾气大，易患口腔溃疡，不好好吃饭，唇红，
> 睡不着，梦多，小便黄，大便干等。

百年传承的食疗秘方

灯芯花泥鳅汤

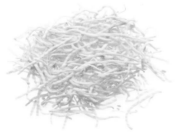
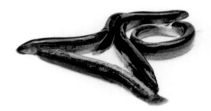

● 灯芯花   ● 泥鳅

材料

泥鳅	250 克
灯芯花	1 扎
麦冬	10 克
谷芽	15 克
精盐	适量

烹制方法

泥鳅处理干净；灯芯花、麦冬、谷芽洗净，装入药袋中，与泥鳅一起放入锅中，加清水 1500 毫升（约 6 碗水量），武火煮沸后改为文火煲 1.5 小时，再加入适量精盐即可。此为 2~3 人量。

功效

清心火，健脾胃，消食积。

◎ 肝火旺

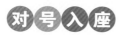

面青黄，易烦躁，出汗多，睡不着，梦多，
大便烂等。

芍芪参煲猪瘦肉

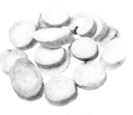

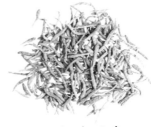

材料		
猪瘦肉	250 克
白芍	10 克
黄芪	10 克
太子参	10 克
山药（鲜品）	100 克
精盐	适量

● 白芍   ● 太子参

功效 健脾益气，养阴柔肝。

烹制方法 各物洗净；猪瘦肉切片。各物一同放入锅中，加清水 1750 毫升（约 7 碗水量），武火煮沸后改为文火煲 1.5 小时，加入适量精盐即可。此为 2~3 人量。

24 考前综合征，
家有考霸看过来

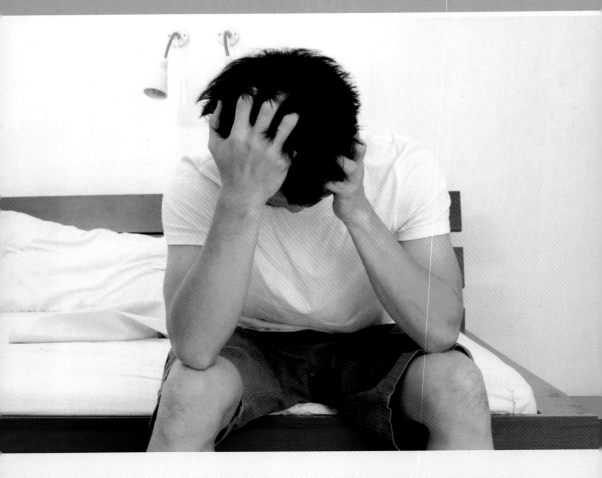

 主要症状 │ 记忆力明显减退，考前情绪波动大，难以入睡，烦躁，胃口差等。

医 案

◆ 小刘
◆ 女
◆ 18 岁
◆ 高三学生

小刘再过 3 个月就要参加高考了，她的学习成绩一向排名前十，父母也希望她能考上重点大学。可是不知道怎么回事，上一次模拟考试小刘的成绩却一落千丈。小刘觉得近来很疲倦，记忆力明显减退，不是自己不努力，而是看了那么多，做了那么多题，却还是记不住，睡眠也不好，难以入睡，容易发脾气……小刘的父母开始着急了，心想，小刘肯定是身体虚弱，营养跟不上，于是给她买了一些营养品吃，但小刘仍提不起精神，小刘的姨妈是德叔的粉丝，听到这些症状，建议小刘去找德叔看病。德叔一看，小刘的面色偏黄，询问得知，小刘近来记忆力很差，注意力不集中，整个人很疲倦，刚开始以为休息不好，这两天还特意不到 10 点钟就睡觉了，可是很难入睡，易发脾气，汗出多，有时候觉得心慌，胃口很差，不想吃东西。

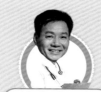

德叔解谜

《济生方》记载："盖脾主意与思，心亦主思，思虑过度，意舍不清，神宫不职，使之健忘。"德叔认为小刘是因为思虑劳神太过所致，脾主要负责思考，大部分考生因思考过度，伤到了脾，又经常熬夜，过于劳累，伤到了心，导致心脾两虚，因而出现记忆力减退、睡眠差、胃口差等，治疗应以补益心脾为主。经治疗 1 周后，小刘整个人精神多了，没那么容易疲倦，注意力也明显集中了。

预防保健

　　高考时节正值夏天，很多考生因考试压力得不到释放而烦躁，疲乏无力、食欲减退、头晕胸闷等，极容易影响考试水平的发挥。大多数考生考前会出现情绪异常，德叔建议当以养心为主，应使思想平静下来，不要庸人自扰；防止心火内生，当"怀冰在胸"，心静自然凉；保持恬静的状态，以最佳心理状态，迎接考试。

　　对考生来说，考试既是一场心理战，又是一场体力消耗战，所以考生除了要心情开朗，同时也应有很好的营养支持。冲刺阶段不要经常熬夜，要保证充足的睡眠，用脑过度，并不能提高学习效率。

　　食物进补与药物治疗一样，也要讲究技巧与方法，必须补得其所。不要大鱼大肉，饮食以清淡、易消化为宜，以减轻胃肠负担。多吃一些新鲜时令水果，菜肴以素食为主，辅以荤食，如莲藕、胡萝卜、苹果、牛奶、豆浆、山药、小米、银耳、百合等都是适宜的食品。

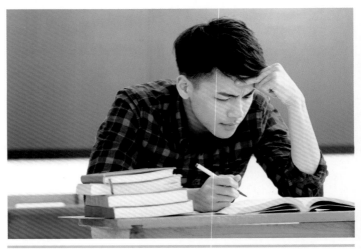

◎ 考前失眠

对号入座

焦虑眠差。难以入睡，易醒，夜梦多等。

方一 合欢宁神茶

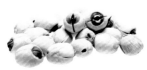
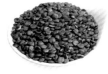

 ● 莲子　　　　● 酸枣仁

材料

合欢皮	5克
酸枣仁	5克
莲子	10克
冰糖	适量

功效 养心，除烦，安神。

烹制方法 将各药材洗净，酸枣仁打碎，各药稍浸泡，加适量清水，武火煮沸后转文火再煮30分钟，去药渣，加适量冰糖，当茶分次饮。此为1人量。

方二 桂圆枸杞饮

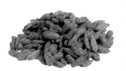

 ● 桂圆　　　　● 枸杞子

材料

桂圆	10克
枸杞子	10克
红枣（去核）	4~5枚
冰糖	适量

功效 益心脾，补肝肾。

烹制方法 将各物洗净，稍浸泡，再一起放入锅中，加适量清水，煮开后撇去浮沫，文火煮约40分钟，放入适量冰糖再煎煮约10分钟即可。此为1人量。

百年传承的食疗秘方

方三　龙眼莲子粥

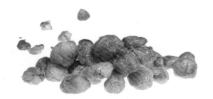

● 龙眼肉

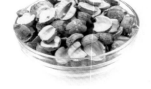

● 莲子

材料

龙眼肉	15 克
莲子	30 克
粳米	80 克

功效

健脾补心，养血安神。

烹制方法

将各物洗净，一起放入锅中加适量清水，武火煮沸后改为文火煮成粥即可。此为 1 人量。

方四　山药百合煲猪排骨

材料

山药（鲜品）	100 克
百合（鲜品）	30 克
猪排骨	250 克
生姜	3~5 片
红枣（去核）	4 枚
精盐	适量

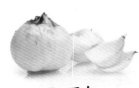

● 百合

功效

清心安神，补气健脾。

烹制方法

洗净的排骨，剁成小块，准备焯水。在锅里先煮水，待水煮开后把排骨放进锅里，煮三分钟，以此把排骨的脏东西都洗掉，然后把排骨捞出，过一遍冷水；山药去皮，洗净，切成小块，待用。在锅中放入适量清水，待其烧开后将各食材一同放入锅中，改为文火煲约 1.5 小时，再放入适量精盐调味即可。此为 2~3 人量。

◎ 考前消化不良

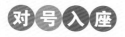

腹胀，胃口差。口臭，大便烂等。

方一 山楂陈皮麦芽饮

● 山楂

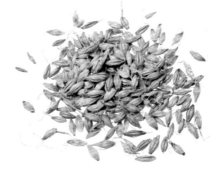

● 麦芽

材料

山楂（鲜品）	30 克
麦芽	20 克
陈皮	3 克
冰糖	适量

功效

健脾消食化积。

烹制方法

将各物洗净，稍浸泡，放入锅中，加入适量清水煎煮约 30 分钟，代茶饮。此为 1 人量。

百年传承的食疗秘方

方二 洋葱炒鸡胗

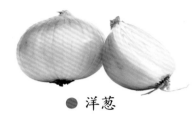

● 洋葱

材料

鸡胗	200 克
洋葱	1/3 个
食用油	适量
精盐	适量
芝麻	适量

功效 消食和胃。

烹制方法

将鸡胗洗净，切片，洋葱切片。烧热锅，放入食用油，把切好的洋葱放进去翻炒片刻，再放入鸡胗炒熟，放入适量精盐、芝麻，再炒片刻即可。此为 1~2 人量。